Qualidade de vida do idoso:

A assistência domiciliar faz a diferença?

Sandra Márcia Ribeiro Lins de Albuquerque

Qualidade de vida do idoso:

A assistência domiciliar faz a diferença?

Casa do Psicólogo®

Cedecis

1ª Edição
2003

Editores
Ingo Bernd Guntert e Silésia Delphino Tosi

Produção Gráfica
Renata Vieira Nunes

Editoração Eletrônica & Capa
Renata Vieira Nunes

Revisão Gráfica
Adriane Schirmer

Dados Internacionais de Catalogação na Publicação (CIP)
(Câmara Brasileira do Livro, SP, Brasil)

Albuquerque, Sandra Márcia Ribeiro Lins de
Qualidade de vida do idoso: a assistência domiciliar faz a diferença? / Sandra Márcia Ribeiro Lins de Albuquerque. – Casa do Psicólogo®: Cedecis, 2003.

Bibliografia.
ISBN 85-7396-226-7

1. Doenças crônicas 2. Idosos – Cuidados domiciliares 3. Qualidade de vida I. Título.

03-2411 CDD - 155.6718

Índices para catálogo sistemático:

1. Idosos: Assistência domiciliar e qualidade de vida: Psicologia 155.6718

Impresso no Brasil
Printed in Brazil

Casa do Psicólogo® Livraria e Editora Ltda.
Rua Mourato Coelho, 1059 Vila Madalena 05417-011 São Paulo/SP Brasil
Tel.: (11) 3034.3600 E-mail: casadopsicologo@casadopsicologo.com.br
site: www.casadopsicologo.com.br

Aos meus pais, Julieta e Leopoldo, que me ensinaram a viver com honestidade e dignidade.

Ao Carlos Bernardo González Pecotche, criador da Ciência Logosófica e guia espiritual.

Ao Antonio (Tom), meu marido, companheiro de longa caminhada, e grande incentivador.

Ao André e à Fernanda, meus filhos queridos, que me propiciaram a oportunidade de ser mãe.

Aos idosos do Núcleo de Assistência Domiciliar Interdisciplinar (NADI) e, em especial, ao participantes deste estudo, exemplos de luta pela vida.

Sumário

Agradecimentos

Ao agradecer a ajuda que recebi tanto no processo que envolveu a dissertação quanto na elaboração deste livro, devo admitir que este trabalho é fruto de um esforço coletivo, em que amigos novos e antigos colaboraram para a sua construção, em todos os momentos: da concepção à culminação, das tarefas mais simples às mais complexas.

É um prazer expressar minha gratidão, primeiramente, à *Profª Dra. Bellkiss Wilma Romano*, minha orientadora, que acreditou na proposta e auxiliou-me a desenvolvê-la.

Aos membros da banca examinadora da dissertação, *Profª Dra. Miako Kimura,* que me apontou os caminhos da investigação de "Qualidade de Vida" e *Profª. Dra. Iris Fenner Bertani,* colega e amiga de tantos anos, pelos seus comentários.

Foi fundamental o apoio que recebi do *Prof. Dr. Wilson Jacob Filho*, coordenador do Núcleo de Assistência Domiciliar Interdisciplinar – NADI –, local da realização da pesquisa.

Devo um agradecimento especial ao *Prof. Dr. Júlio Litvoc*, experiente epidemiologista, pela colaboração contínua, desde a escolha dos instrumentos até a interpretação dos dados.

Agradeço também:

À *Profª Dra. Maria Lúcia Martinelli*, que me auxiliou a desvendar os depoimentos dos idosos, pela técnica da "História Oral".

À Estatística *Lourdes Conceição Martins*, que me acompanhou desde o planejamento do trabalho, ensinando-me a lidar com os números.

À Assistente Social *Maria Beatriz Bierrenbach Prizmic*, pela valiosa cooperação na realização das entrevistas.

À amiga *Regina Ruivo*, pela revisão cuidadosa do texto da dissertação.

Agradeço também às minhas colegas que me apoiaram tanto no desempenho do trabalho como no desenvolvimento da dissertação: *Teresa, Dolores, Nísia, Maria José Paro Forte, Letícia, Ivone e Marisa Accioly*. O apoio administrativo também foi fundamental: *Keiko, Sandra Regiane, Rosiane, Maria do Carmo, Carmem, Maria do Rozário, Maria José e Edmundo,* meus agradecimentos.

Ao Sr. *Adalton*, que nos transportou às casas dos idosos, minha gratidão.

E finalmente, à Editora Casa do Psicólogo e à diretoria do Centro de Estudos e Desenvolvimento Científico – CEDECIS – da Divisão de Serviço Social do Instituto Central do Hospital das Clínicas da FMUSP, agradeço a confiança depositada no trabalho e o empenho na sua publicação.

Prefácio

Este livro conjuga vários tópicos da atualidade:

Assistência domiciliar – Exatamente no momento em que se apregoa a desinstitucionalização do paciente, buscando reintegrá-lo à sociedade e, dessa forma, acelerando sua recuperação. Ao mesmo tempo, a sociedade reorganiza-se em termos de valores e de até impulsionar tecnologias que facilitem este ser a ter rotinas o mais próximo possível do seu padrão antes do adoecer. Reafirma-se também que a sociedade seja capaz em garantir o ir-e-vir livre para este ser adoecido.

Voltar para casa e restabelecer-se visa devolver a personalização de uma vida, afastando o doente de um anonimato a que o obriga a instituição-hospital. Além disso, há os custos que se reduzem (tanto para a família quanto para os órgãos financiadores), há a redução da probabilidade de infecção hospitalar, entre outros.

Qualidade de vida – Toda a invocação tecnológica disponível só tem sentido se puder produzir um diferencial positivo na vida do indivíduo. E sobre isto há dois pontos a serem considerados: O primeiro é que, tratando-se de um doente, a qualidade de vida que lhe será devolvida após a intervenção (clínica ou cirúrgica) deverá, se não plenamente, ser a que mais puder se aproximar do padrão original antes do adoecer. O segundo ponto é que este conceito, além de aspectos objetivos, mensuráveis, deve obrigatoriamente incluir aspectos subjetivos – que são individuais e mutáveis ao longo da vida de uma mesma pessoa.

Idosos – A população mundial, em geral, aumentou sua expectativa de vida. Para se ter idéia, estima-se que em 2050, os idosos serão 15% da população brasileira. O sistema previdenciário prepara-se para este impacto e discute também valores morais e sociais.

Doença crônica – Envelhecendo, aumentando o tempo de vida pós quinta década, favorece-se o surgimento de doenças degenerativas prolongadas, da convivência por longo período com limitações ou com dependências de tecnologias (próteses, medicamentos, ações médicas paliativas, etc).

O aspecto econômico novamente não pode ser desconsiderado: como reduzir custos, buscar curas/vacinas/detecção precoce, tudo para reduzir os encargos. Mas há também os custos emocionais: tornar-se dependente, diferente, abdicar de papéis, outros assumindo suas funções e atividades, perder o controle físico e com ele a dignidade.

Como pode ser deduzido, cada um desses tópicos daria um livro. E são muito estudados no mundo inteiro, à exaustão. Que responsabilidade agregá-los todos e produzir um texto!

E aqui, cabe falar sobre a pessoa da autora.

Sandra possui larga experiência em conjugar aspectos bio-psicosociais, posto que dirige o Serviço Social do Instituto Central de um dos maiores hospitais da América Latina – o Hospital das Clínicas da Faculdade de Medicina da Universidade de São Paulo. Ela tem o treino para este olhar completo. Além disso, foi uma das pioneiras no projeto audacioso para atendimento domiciliar dos pacientes crônicos desse hospital. Foi a sua sensibilidade que gerou a pergunta que ora se vê respondida neste livro: A assistência domiciliar faz a diferença para a qualidade de vida do idoso?

Todas as nossas ações profissionais só tem sentido se puderem ser medidas quanto ao seu impacto, ou seja, estão sendo feitas corretamente? Alcançamos algum resultado? Reduzimos custos? As pessoas estão mais felizes?

Originalmente uma dissertação de mestrado, que tive o privilégio de orientar, transforma-se em texto que contribui para o avanço da Ciência para todos os que integram a equipe multiprofissional, interessados nestes nichos, capitaneados pelo tema assistência domiciliar.

Torno público, mais uma vez, que me foi gratificante orientar este trabalho, ora transformado em orgulho ao ver a Sandra passá-lo às suas mãos, caro leitor. Aprendi muito também.

Profª. Dra. Bellkiss W. Romano
Diretora do Serviço de Psicologia
Instituto do Coração – Hospital das Clínicas – FMUSP

Introdução

Este livro é uma adaptação da nossa dissertação de mestrado apresentada à Faculdade de Medicina da Universidade de São Paulo, Programa de Pós-Graduação em Fisiopatologia Experimental. A decisão pela sua publicação é fruto dos estímulos recebidos por parte da nossa orientadora, Profª Dra. Bellkiss Wilma Romano e também da banca examinadora que a aprovou com "distinção e louvor" . Outro fator que nos impulsionou para esta divulgação foi a escassez de estudos sobre a qualidade de vida da população idosa incluída em programas de assistência domiciliar em nosso meio. Cabe a nós o desafio do pioneirismo, porém, a pretensão deste estudo é de que ele seja uma pequena luz nesta trilha da investigação, em um setor tão complexo e essencialmente interdisciplinar.

Procuramos preservar o texto original, excluindo algumas tabelas estatísticas que poderiam tornar a leitura maçante.

O interesse pelo tema estudado – Assistência Domiciliar: diferencial na qualidade de vida do idoso – nasceu da nossa participação na equipe interdisciplinar que implantou em abril de 1996 o Núcleo de Assistência Domiciliar Interdisciplinar – NADI – no Instituto Central do Hospital das Clínicas da Faculdade de Medicina da Universidade de São Paulo (ICHC).

Nos idos de 1998, dois anos após a criação do NADI no ICHC, nós, da equipe de coordenação do Núcleo, iniciamos uma discussão sobre a "qualidade do atendimento" que o NADI estava prestando aos pacientes. As perguntas: "Vale a pena para o paciente e para a equipe dar atendimento em casa?" e "Em que a vida do paciente mudou com a intervenção médica e da equipe?" direcionaram as nossas inquietações para buscar formas, metodologias e instrumentos capazes de medir a qualidade do atendimento.

O caminho foi longo: desde contatos com colegas de empresas privadas e públicas de assistência domiciliar e a participação em congressos até o início do mestrado e, mais especificamente, ao cursar a disciplina "Qualidade de Vida em Debate", na Escola de Enfermagem da USP, houve um amadurecimento da proposta inicial para se delinear o objetivo da realização deste estudo. Interessou-nos estudar a importância dessa modalidade de tratamento para o paciente e conhecer o seu ponto de vista, na tentativa de descortinar a sua realidade, reconhecendo o valor da participação ativa nas decisões quanto à sua saúde e ao resgate de seu direito como cidadão.

Os clientes sentem-se mais bem tratados em casa ou preferem ser atendidos no hospital? O tratamento realizado no domicílio melhorou a qualidade de vida do cliente? Tem colaborado para o seu bem-estar?

Essas foram algumas das perguntas que nos impulsionaram a estudar a "qualidade de vida" dos idosos antes e após o atendimento no Núcleo de Assistência Domiciliar Interdisciplinar – NADI.

O interesse pelo estudo justifica-se pela busca da "lógica interna dos sujeitos", do ângulo de quem está sendo seu objeto, a lógica da própria vida, da doença na vida, as preocupações, angústias, percepções quanto ao tratamento, significados, motivos, aspirações, crenças, valores e atitudes.

Observa-se que a assistência domiciliar é um modelo que se vem expandindo gradativamente, necessitando, no entanto, ser inserido no contexto da realidade social, política e econômica do nosso

País, para que possamos entendê-lo e contribuir para o seu desenvolvimento. Além disso, as decisões políticas do sistema de saúde e nossas próprias ações profissionais requerem ser respaldadas por parâmetros reais. Também o conceito e as investigações sobre "Qualidade de Vida" precisam evoluir, já que são restritos no nosso meio. É nesta lacuna que o nosso estudo se justifica.

Em linhas gerais, o livro apresenta o processo de envelhecimento da população brasileira, denominado processo de "transição demográfica", que se caracteriza pela diminuição dos coeficientes de mortalidade e das taxas de fecundidade e natalidade. Esse processo é acompanhado por mudanças da morbi-mortalidade, com aumento da incidência e prevalência de doenças crônicas, as quais ocasionam o acréscimo de pessoas incapacitadas e dependentes de cuidados de longa duração, gerando o chamado processo de "transição epidemiológica". Essas pessoas recorrem aos hospitais e ocupam leitos com internações prolongadas e reinternações, consumindo grande parte dos recursos da área de saúde. Os programas de atendimento domiciliar vêm atender a esta demanda, particularmente o programa do Núcleo de Assistência Domiciliar Interdisciplinar (NADI) em 1996, criado para possibilitar a assistência, o ensino e a pesquisa desse modelo.

O estudo teve por objetivo avaliar a Qualidade de Vida e a capacidade funcional do idoso portador de doença crônica, comparando-se a fase de atendimento antes da inclusão no NADI e dois meses após. Pretendeu-se também verificar a percepção do idoso quanto à sua identidade, nos dois momentos seqüenciais.

Foram entrevistados 30 idosos que ingressaram no NADI no período do estudo, observados os critérios de inclusão estabelecidos (60 anos ou mais, cognição e consentimento informado). Utilizou-se o WHOQOL-BREVE (OMS) para avaliar a Qualidade de Vida e o "OARS" (Older Americans Resources and Services) para a capacidade funcional. Para analisar a percepção do idoso quanto à sua identidade, utilizou-se uma pergunta aberta: "Eu sou...".

A coleta foi realizada na residência dos idosos. Os resultados obtidos por meio da aplicação do WHOQOL-BREVE mostraram uma diferença significativa entre o antes e o pós-assistência domiciliar, nos domínios: físico e geral. Nos demais domínios: psicológico, relações sociais e meio ambiente, não houve diferença significativa na evolução. No "OARS", observou-se diferenças nas atividades físicas da vida diária. A pergunta aberta revelou que os idosos identificaram-se com as doenças, indicando a importância do domínio saúde nas suas vidas.

Esses resultados demonstraram que o NADI trouxe ações mais efetivas para a satisfação dos idosos, permitindo-nos afirmar que os objetivos do estudo foram alcançados, possibilitando apontar pistas e indicações que possam servir de fundamento para propostas de avaliação do programa do NADI, revisão de conceitos, transformação de relações e mudanças institucionais, além de serem relevantes para o planejamento de serviços para a população idosa.

Considerando que a vida é fruto de relações sociais e que sua qualidade depende do resultado dessas relações, esperamos que este estudo que ora publicamos, possa contribuir para uma chamada de atenção sobre a importância de se compreender a complexidade das relações sociais que criam, alimentam, reproduzem e transformam as estruturas, a partir do ponto de vista dos atores sociais envolvidos nessas relações.

Capítulo I
Assistência Domiciliar

1. Conceitos Prévios

A *assistência domiciliar* consiste na provisão de serviços de atenção à saúde a pessoas doentes, incapacitadas ou crônicas de qualquer idade, em seu domicílio ou em qualquer ambiente não-institucional, promovendo tratamento e/ou funcionamento efetivo. Segundo DUARTE, DIOGO (2000), engloba visitas programadas, denominadas visitas domiciliares, para a realização de determinados procedimentos, pelos elementos da equipe. A periodicidade das visitas depende da complexidade assistencial requerida. Conta-se também com o cuidador como responsável pela continuidade da assistência no domicílio.

Objetiva a educação do paciente e da família para alcançar as metas de saúde e independência dos serviços formais de *assistência*, contribuir para a otimização do leito hospitalar e do atendimento ambulatorial, reduzir os riscos da infecção hospitalar e os custos da internação hospitalar, possibilitar condições para a reintegração do paciente ao seu núcleo familiar ou de apoio, proporcionar assistência humanizada e integral e *melhorar a qualidade de vida do paciente.*

Destina-se a: doentes crônicos de qualquer idade, com limitações para andar, comer, falar ou que apresentem complicações de diferentes patologias, doentes internados com perspectiva de longa recuperação, doentes com múltiplas reinternações, pessoas que precisam de tratamento e recursos hospitalares, mas não têm risco de agravamento súbito das condições e não precisam de terapias intensivas (UTI), crianças em tratamento para infecções, doentes com câncer submetidos à quimioterapia, vítimas de acidentes com fraturas e pacientes com doenças terminais.

A modalidade da *internação domiciliar*, também conhecida como *home care, é* a continuação do tratamento realizado no hospital, pressupondo a utilização de equipamentos antes restritos aos serviços médicos como respiradores, aparelhos de ecocardiografia, de raio X e ultra-som, adaptáveis a ambientes pequenos. É indicada para doenças que não trazem riscos de morte imediatos e que exijam um longo período de internação, podendo ser tratadas em casa com eficiência e conforto, desde que por profissionais habilitados.

Os *hospices*, pouco comuns no nosso meio, são um modelo de cuidado domiciliar de longa permanência e referem-se aos cuidados paliativos a doentes sem possibilidades terapêuticas de cura e às suas famílias. Baseia-se em uma filosofia de suporte e conforto durante o processo de morrer. Os serviços prestados podem ser intermitentes ou intensivos, e normalmente, duram seis meses ou menos (DUARTE, DIOGO, 2000).

Essas modalidades assistenciais não são mutuamente exclusivas, podendo complementar-se.

2. Evolução Histórica

Felizes são os que vivem e morrem em suas casas, pois em suas casas até os pobres são reis (Lopes Félix da Vega).

Atender doentes em domicílio é uma *prática que remonta à era a.C.*, ligada à caridade e à solidariedade. Segundo CUNHA (1991), esta atividade, citada no Velho Testamento, surgiu como recomendação bíblica aos hebreus para o cuidado de doentes e puérperas nas suas residências e, entre os judeus, encontram-se declarações dos rabinos incumbindo-os de visitar os doentes para auxiliá-los a sair do sofrimento. No Novo Testamento, também são observadas referências aos que assistiam aos doentes e idosos em seus lares, movidos sempre por sentimentos religiosos de caridade e solidariedade. No século XV, as organizações militares e ordens religiosas iniciaram uma modalidade de atendimento domiciliar que se assemelhava a um serviço regionalizado de enfermagem. Em 1610, São Francisco de Sales fundou a Ordem da Virgem Maria, uma congregação feminina, cujas componentes visitavam os doentes diariamente, em suas casas, para prover-lhes alimentação e higiene.

Seguiram-se a essa outras iniciativas de assistência aos doentes e pobres em seus domicílios, até que, em meados do século XIX, começaram a surgir as primeiras sistematizações dessas atividades relacionadas ao serviço de enfermagem, culminando com as recomendações de Florence Nightingale para o cuidado de enfermagem em domicílio.

Nos *Estados Unidos da América (EUA),* o hospital da cidade de Boston instituiu o *home care* em 1780, constituído por assistentes sociais e outros profissionais.

As organizações de *home care* eram formadas, em sua grande parte, pelas associações ou sociedades de enfermeiras visitadoras, fundadas por mulheres vinculadas a movimentos filantrópicos. Sempre ligados às missões sociais, esses programas eram focados, na sua maioria, em saúde pública e prevenção de doenças. O modelo continuou no início do século XX, quando a norma regente era a visita domiciliar feita por médicos, porém com limitação de tecnologia e tratamentos.

CHERKASKY (1949) cita que, em 1947, o Hospital de Montefiori, em Nova York, instituiu o primeiro hospital baseado no programa de *home care,* concebido como um "hospital sem paredes", para fornecer cuidados terapêuticos aos pacientes nas suas casas. Os serviços eram coordenados por enfermeiras de saúde pública, pertencentes ao hospital. Elas faziam a ligação entre o paciente e os serviços requeridos, providos dentro e fora do hospital pelas agências da comunidade. Restrito somente à sua capacidade de absorção, o programa foi criado com a disposição dos modernos hospitais gerais, com um mínimo de despesa e o máximo de individualização.

É interessante observar que no programa de *home care* do Hospital de Montefiori, o Dr. Bluestone, diretor do Hospital, já considerava o paciente como "um todo" e entendia os direitos humanos dos doentes como direitos sociais, assim como reconhecia a importância dos fatores sociais na doença. Isso em 1947! Ele já trabalhava com uma equipe multiprofissional no Departamento de *Home Care*: médico (24h), assistente social, terapeuta ocupacional, enfermagem, assim como serviço de transporte e até de empregada doméstica (cinco a 10 horas por semana, para fazer o serviço da casa enquanto o paciente estivesse internado ou, quando já estivesse em casa, para fazer o serviço mais pesado). Em 1954, havia cerca de 30 programas completos de *home care* nos EUA.

Além do *home care,* é importante ressaltar o movimento dos *hospices*, o qual, conforme se refere DOLEY (1994), teve origem na Idade Média com os albergues, lugares onde os viajantes ou peregrinos paravam para descansar, comer, abrigar-se ou conseguir ajuda quando estavam cansados, doentes ou moribundos. Havia centenas deles na Europa e nas rotas para a Terra Santa. Em 1842, Mme. Jeanne Garnier fundou em Lyon, na França, o *Calvaries*. Em 1879, as irmãs de caridade irlandesas estabeleceram muitos *hospices* na própria Irlanda e também na Inglaterra, e foi em um deles – o St. Joseph, em Londres – que uma assistente social, Dame Cicely Saunders, iniciou o trabalho que a levou ao desenvolvimento da base do movimento moderno de *hospice.* Em 1960, a Dra. Saunders propôs uma nova maneira de cuidar desses doentes – uma casa como aquelas da Idade Média –, mas organizada como um lugar tranqüilo, "para cuidar de doentes terminais numa viagem metafísica destes para o próximo mundo". Sua proposta combinava amor e cuidado compassivo – sem agressão para o paciente – com intervenção médica sofisticada, que dava ênfase mais ao cuidado paliativo (alívio de sintomas) do que ao curativo (tratamentos ou procedimentos com o objetivo de suspender ou reverter uma doença ou estado).

Em 1967, num subúrbio de Londres, a Dra. Saunders abriu a *Casa de Repouso St. Cristopher*, que foi a matriz do movimento de hospedaria em todo o mundo. Ao mesmo tempo, o trabalho e os ensaios da Dra. Elizabeth Kübler-Ross, uma psiquiatra que clinicava nos Estados Unidos da América (EUA), começaram a mudar os comportamentos para com a morte e o morrer, de uma maneira que permitia ao movimento de *hospice* criar raízes e florescer.

Os *hospices* espalharam-se por todo o mundo, a ponto de terem sido criados o "International Hospice Institute" e o "Nacional Hospice Organization (NHO)".

Desde os anos 1970, os *hospices* tornaram-se independentes, com programas de cuidados domiciliares, unidades de cuidados contínuos e equipes para controle de sintomas. Em 1979, havia de 25 a 30 *hospices* na Inglaterra e nos Estados Unidos da América e, em 1996, 1.800 programas de *hospices* nos 50 Estados norte-americanos e 200 mil pacientes terminais assistidos por programas de *hospices*. O movimento reordenou as prioridades do sistema de saúde pública e é utilizado, na maioria das vezes, para doentes terminais (o Medicare, nos EUA, prevê seis meses de sobrevida e a OMS, dois meses).

Gosdmith, apud SILVA (1995), afirma que nos Estados Unidos da América, o tratamento domiciliar está se tornando uma "indústria fluorescente e cerca de um terço dos hospitais do país já oferecem este tipo de alternativa". Segundo esse pesquisador, os EUA, na última década, têm reorientado os serviços hospitalares para dois grandes mercados de atenção à saúde: a cirurgia ambulatorial e a atenção domiciliar para os crônicos e, progressivamente, os esquemas de tratamento de doenças mais prolongadas fora do hospital. A ênfase dada aos modelos de "tratamento domiciliar" é a abordagem integrada (médicos, enfermeiros, assistentes sociais, nutricionistas e terapeutas ocupacionais), modelo que não representa custos adicionais para o hospital, em relação ao tipo tradicional de internação.

Comprovamos esta realidade quando participamos do Congresso Mundial de Home Care e Hospice, realizado em conjunto com o 16º Encontro Anual da Associação Nacional de Home Care, em Boston (EUA), de 17 a 22 de outubro de 1997. Nesse evento, que contou com o suporte de 60 organizações de Home Care e Hospice de todo o mundo, com representações de 28 países, houve destaque para o Home Care dos Estados Unidos da América, cujo controle de custos destaca-se como tônica principal.

No *Canadá*, a experiência com internação domiciliar provém, principalmente, dos doentes portadores de câncer e doenças crônicas. Desde os anos 1960, o movimento de desospitalização tem sido intenso, acompanhado do desenvolvimento de novas tecnologias para cuidar das pessoas em casa (MC KEEVER, 2000).

Muitos países da União Européia também vêm passando por um período de profundas mudanças em seus sistemas de saúde, em conseqüência de fatores como envelhecimento da população, prevalência de doenças crônicas e mudanças tecnológicas. Os serviços de *home care* têm aumentado, pressionados pelo incremento de demanda associada ao bem-estar e à elevação de custos, afora as mudanças socioculturais e novas políticas de metas em cuidados de saúde e serviços sociais.

HUTTEN; KERKSTRA (1996) descrevem, no livro *Home Care in Europe: A Country Specific Guide to Its Organization and Financing*, a experiência de criação da "Associação Européia de Organizações para *Home Care* e Ajuda em Casa" (*European Association of Organizations for Home Care and Help at Home*), sediada em Bruxelas (Bélgica). Eles realizaram um estudo (1996), em parceria com a Fundação Holandesa para Pesquisa e Desenvolvimento da Comunidade de Cuidados da Saúde, com o objetivo de rever a organização e o financiamento de *home care* nos 15 Estados-membros da União Européia: Áustria, Bélgica, Dinamarca, Finlândia, França, Alemanha, Grécia, Irlanda, Itália, Luxemburgo, Holanda, Portugal, Espanha, Suécia e Reino Unido. Com esta revisão, pretenderam melhorar a comunicação e a cooperação entre as organizações de *home care* e as políticas sanitárias no âmbito europeu. Atualmente, todos os 15 Estados-membros da União Européia têm organizações para enfermagem domiciliar *(home nursing)*, assim como para serviços de ajuda em casa (*home help services*).

Em todos os países, a enfermagem domiciliar faz parte do sistema de saúde, enquanto os serviços de ajuda em casa, em muitos deles integram os Serviços Sociais.

Este estudo chegou à conclusão de que a unificação da Europa, com vistas à organização e o financiamento de *home care*, está muito longe de ocorrer. Porém, o *home care* foi considerado o melhor serviço para responder ao desafio da população idosa, por razões sociais, econômicas e políticas: vem ao encontro das aspirações políticas e das pessoas idosas, permitindo que permaneçam em suas casas tanto quanto for possível.

Pudemos constatar a preocupação dos países europeus por um "pacto pela saúde" entre os vários atores sociais, e a integração entre as estruturas pública e privada, quando participamos do "9º Congresso Anual da ALASS – Associação Latino-Americana de Serviços de Saúde", em outubro de 1998, na cidade de Veneza, na Itália, tendo como temário principal *Home Care*. Nesse evento, confrontou-se o sistema sanitário italiano com o das regiões de língua latina, tendo sido iniciados novos projetos de colaboração e intercâmbio entre os participantes (13 países, entre eles: Canadá, Espanha, França, Suíça, Bélgica, Luxemburgo, Argentina e Brasil). (ALBUQUERQUE, 1998).

Na América Latina, existem experiências de internação domiciliar após a década de 80, especialmente na Argentina, onde os programas são aprovados pelo órgão regulador de saúde daquele país e preocupam-se também com a atenção primária (levantamento de dados epidemiológicos).

É importante destacar a experiência de *Cuba* que, desde 1984, vem desenvolvendo o modelo de medicina familiar. Há 29.646 médicos de família, os quais dão cobertura para 98,3% da população (ÁVILA-DIAZ et al., 1999). Destaque-se que o modelo cubano tem influenciado muitas experiências em nosso País, especialmente no campo da assistência domiciliar. O Estado de Tocantins, por exemplo, por intermédio da Secretaria Estadual de Saúde, fez uma parceria com o governo de Cuba, contando hoje com 52 médicos cubanos prestando serviços para 1,1 milhão de habitantes naquele Estado.

3. A Assistência Domiciliar no Brasil

No Brasil, o desenvolvimento da assistência domiciliar também esteve relacionado com a enfermagem. Segundo descreve CUNHA (1991), suas primeiras atividades surgiram no começo do século XX, em 1919, com a criação do Serviço de Enfermeiras Visitadoras no Rio de Janeiro, ligado às áreas de tisiologia e materno-infantil. Em 1920, foi criado o primeiro curso de formação de enfermeiras visitadoras, transformado depois na Escola de Enfermagem Ana Néri, por influência das enfermeiras norte-americanas trazidas ao Brasil por Carlos Chagas com o objetivo de preparar profissionais para atuar no combate às epidemias. Em 1942, foi criado o Serviço Especial de Saúde Pública (SESP), que se inspirou na assistência domiciliar como estratégia para expandir os serviços para os indivíduos e suas famílias, na comunidade em que viviam.

Nos anos 1960, tem início o questionamento das práticas institucionais, com a conseqüente valorização dos âmbitos familiar e comunitários como espaços de atendimento. Observa-se uma tendência à desinternação em vários países do mundo, assumida como área de atuação de políticas públicas (Inglaterra, Espanha, Portugal e Canadá).

No Brasil, é criado o SAMDU (Serviço de Assistência Médica Domiciliar de Urgência), atendimento médico-domiciliar *instituído* pela Previdência Social para a classe operária urbana (Lei Orgânica de 1960). Nota-se que a situação brasileira é similar à dos EUA quando iniciaram o programa de assistência domiciliar: poucos leitos e muitos pacientes.

O Hospital do Servidor Público Estadual de São Paulo (HSPESP), segundo Kassab, apud DUARTE.; DIOGO, (2000), foi pioneiro na implantação de programas de assistência domiciliar, ocorrida em 30 de maio de 1968 pelo dr. Lubar Gonçalves Lima. Como no Brasil não existiam referências a respeito, ele recorreu às experiências de assistência domiciliar da Inglaterra, Suécia e Japão, adaptando-as ao nosso meio.

O autor destaca que houve uma resistência inicial à aceitação do serviço, decorrente do sistema médico-previdenciário de cunho paternalista, o qual provocava acomodação na família, que só aceitava rceeber de volta um paciente totalmente recuperado. Segundo ele, houve necessidade da realização de um trabalho de conscientização, feito por assistentes sociais, que convocavam as famílias para uma participação efetiva na colaboração do tratamento.

Torna-se importante ressaltar que o Programa de Assistência Domiciliar do HSPESP estabeleceu normas, rotinas e seleção dos profissionais com perfil compatível para a adequada estruturação do serviço desde o início de seu funcionamento, em 1968. A experiência foi a grande matriz para o desenvolvimento de outros programas de assistência domiciliar, principalmente o da Prefeitura do Município de São Paulo, que existe oficialmente desde 1994 (KASSAB, 1993).

Temos conhecimento, também em São Paulo, de experiências realizadas pelo Centro de Referência da Saúde da Mulher (com doenças neoplásicas em estágio final) (GRAZIANE, 1994); Centro de Referência da Adquired Imunodeficiency Syndrome (AIDS); pelo Hospital Universitário; e pela PLAMTEL (plano de saúde médica da TELESP,1992), além de iniciativas como a da Volkswagem do Brasil (SOUZA, 1994): o *Home Care*, implantado em 1994; assim como de outras empresas da iniciativa privada. Ainda em 1994, foi criado o Programa de Internação Domiciliar (PID) de Volta Redonda, Rio de Janeiro.

No âmbito oficial, a Secretaria de Higiene da cidade de Santos (SP) é apontada como a primeira a assumir um programa dessa natureza, o que ocorreu em 1992. Hortolândia, Jundiaí e Campinas, municípios de São Paulo, iniciaram em 1993 trabalhos semelhantes. Paulínia (SP) implantou seu programa de assistência domiciliar em dezembro de 1995. Em 1996, surgiu o PID, em Londrina (PR) e Quixadá (CE). Em 1997, nasceu o PID, da Secretaria Municipal de São Caetano do Sul (SP), que contempla hoje 400 famílias (AURICCHIO, 1999).

Alguns desses serviços, como o da Prefeitura do Município de São Paulo, preocuparam-se em caracterizar a demanda e realizar alguns estudos de custo *versus* benefício. Apesar de todos fazerem referência ao objetivo de desenvolvimento da qualidade de vida dos seus usuários, desconhecemos estudos dos seus resultados, como este que realizamos.

Os sistemas de saúde da maior parte dos países do mundo, incluindo-se o Brasil, vêm atravessando complexa crise econômico-financeira relacionada às despesas crescentes da assistência médica e, particularmente, aos altos custos da assistência hospitalar.

As origens dessa tendência de custos crescentes, de acordo com a Carta de Otawa – I Conferência Internacional sobre Promoção de Saúde –, em 1986, apresentam causas múltiplas. Entre outros fatores, referem-se à maior longevidade da população; à evolução tecnológica (que por um lado aumenta os recursos de cura e sobrevivência dos pacientes e, por outro, incorpora cada vez mais tecnologia ao ato médico); ao crescente consumo de produtos, serviços e intervenções por parte da população; ao processo de urbanização; ao corporativismo das profissões da área da saúde; e ao complexo médico-industrial como agente indutor de consumo. A essas razões soma-se a crise do Estado moderno como provedor do bem-estar social, ao mesmo tempo em que a globalização da economia conduz a uma busca de redução de custos, principalmente nas áreas de seguridade social (VECINA NETO, 1997).

O inexorável e rápido crescimento dos custos hospitalares tem alimentado várias tentativas de regulação e de mudança nas políticas de assistência, dando impulso a propostas de assistência extra-hospitalar que buscam a otimização da assistência com vistas a uma maior eficácia e eficiência do atendimento do paciente: um maior impacto na saúde a um menor custo (FOLLAND et al., 1977).

Na ótica administrativa do hospital moderno, devem ser buscadas soluções criativas na direção da redução dos custos que, ao mesmo tempo, procurem oferecer uma assistência mais humana, compatível com uma melhor qualidade de vida, principalmente aos pacientes crônicos, aos portadores de doenças graves e terminais e aos idosos (ANDREONI et al., 1994).

CAROLINE RICHMOND (1994) ressaltou que "O propósito é dar às pessoas a ajuda de que necessitem para que permaneçam em suas casas tanto quanto for possível, se isto for o que desejarem".

4. Núcleo de Assistência Domiciliar Interdisciplinar – NADI – Instituto Central do Hospital das Clínicas – I.C.H.C. – Da Faculdade de Medicina da Universidade de São Paulo – FMUSP

O Hospital das Clínicas da Faculdade de Medicina da Universidade de São Paulo é público e voltado ao ensino e à pesquisa, que, por suas características de excelência e incorporação de avançada tecnologia, responde pela assistência de alta complexidade. Desde 1995, tem sido submetido a um processo acelerado de modernização administrativa, que entre outros objetivos, procura dar maior eficiência aos recursos existentes. Pelas características descritas, o HC tende a concentrar pacientes portadores de doenças graves, destacando-se as neoplasias, síndrome de imunodeficiência adquirida (SIDA) e outras doenças crônicas que levam a um tempo médio de permanência elevado e a uma menor rotatividade dos leitos.

Para fazer face a essa realidade, a Divisão de Serviço Social do Instituto Central do Hospital das Clínicas propôs, à Diretoria Executiva, a criação de um Centro de Atendimento Domiciliar, a exemplo do modelo da Prefeitura de São Paulo. A Divisão de Serviço Social, por meio de sua diretora, foi designada pela Superintendência do Hospital para coordenar uma equipe de trabalho que estudou a viabilidade de sua implantação. O grupo foi composto pela enfermagem e por médicos representantes da Superintendência e também do Corpo Clínico do Instituto Central do Hospital das Clínicas.

Após autorização do Conselho Diretor do Instituto Central, foi criado, em abril de 1996, o Núcleo de Assistência Domiciliar Interdisciplinar – NADI – como um serviço do Hospital das Clínicas da Faculdade de Medicina da Universidade de São Paulo, ligado ao Departamento de Clínica Médica do Instituto Central. Ele surgiu da proposta de reestruturação dos serviços de assistência à saúde, buscando ações mais efetivas para satisfação dos pacientes, por meio de cuidados humanizados e integrados, que visam otimizar o leito hospitalar e o atendimento ambulatorial e, assim, reduzir custos.

Para implantação do NADI, o mesmo grupo de trabalho que fez os primeiros estudos, elaborou um "plano piloto", implantando-o inicialmente com 10 pacientes. A seguir, foi realizado um programa de sensibilização das várias categorias profissionais envolvidas e ampla divulgação, pelos periódicos do hospital, da participação em reuniões das diversas unidades clínicas, comunicados para os professores, promoção de simpósio sobre as práticas da assistência domiciliar e a realização de um curso para preparo dos profissionais, em conjunto com a Prefeitura de São Paulo.

O Núcleo de Assistência Domiciliar Interdisciplinar (NADI) atende pacientes matriculados no Hospital das Clínicas, encaminhados pelas suas diversas unidades e residentes em bairros distantes até 15 quilômetros do hospital. Os pacientes são selecionados de acordo com critérios e procedimentos clínicos, bem como sociais.

Critérios e Procedimentos Clínicos

- ✓ Presença de feridas cirúrgicas ou escaras
- ✓ Intercorrências nas eliminações: vesical ou intestinal
- ✓ Diagnóstico de moléstias infecto-contagiosas (orientações e adaptação em domicílio de mecanismos alternativos para manter o usuário em isolamento)

- ✓ Necessidade de medicação I.V., I.M. V.O. ou treinamento para administração (insulinoterapia, pulsoterapia, antibioticoterapia)
- ✓ Oxigenoterapia (inalações, uso de catéter, uso de máscara)
- ✓ Uso de sonda (vesical, nasogástica, enteral e/ou catéter (central ou intramedular).

Critérios Sociais

- ✓ Residência em bairro próximo ao Hospital das Clínicas (raio máximo de 15 quilômetros)
- ✓ Possuir familiares ou responsáveis (cuidador) com disponibilidade (física e psicológica) para participação no programa de assistência domiciliar
- ✓ Possuir habitação com recursos mínimos para atender às prescrições e ao tratamento necessário
- ✓ Apresentar dificuldades para comparecimento aos retornos ambulatoriais (uso de oxigênio, dificuldade de locomoção)

Após inclusão no NADI, os pacientes são acompanhados por equipes compostas por assistente social, enfermeiro, farmacêutico, fisioterapeuta, fonoaudiólogo, médico, nutricionista, psicólogo, odontólogo e terapeuta ocupacional.

A sistemática adotada na metodologia deste trabalho interdisciplinar foi estabelecida da seguinte forma:

- ✓ Visita domiciliar da equipe denominada "nuclear" (médico, assistente social, enfermeira) para avaliação quanto à inclusão no programa
- ✓ Fornecimento de manual de orientação aos usuários
- ✓ Reuniões diárias para avaliação, discussão dos casos e elaboração de plano de tratamento

- ✓ Visita domiciliar programada ou esporádica
- ✓ Orientação aos cuidadores por via telefônica
- ✓ Reuniões didáticas (interdisciplinares) mensais para discussão de assuntos pertinentes ao programa
- ✓ Reuniões mensais com os cuidadores, para orientações e discussões de dificuldades apresentadas nos cuidados
- ✓ Curso de treinamento para cuidadores
- ✓ Reuniões semanais da equipe coordenadora para discussões técnico-administrativas
- ✓ Avaliação periódica do trabalho pelos diversos profissionais da equipe

O resultado da implantação da filosofia do NADI – um trabalho desenvolvido em equipe interdisciplinar – vem demonstrando que as categorias profissionais que compõem o serviço: assistentes sociais, médicos, enfermeiros, farmacêuticos, nutricionistas, fisioterapeutas, psicólogos, terapeutas ocupacionais e dentistas participam ativamente de todas as atividades e a integram em seus programas de assistência e ensino. Todas as categorias possuem alunos em fase de aperfeiçoamento e especialização, que acompanham os profissionais que atuam no hospital.

Esta prática didático-assistencial tem demonstrado ser uma alternativa importante de tratamento para os pacientes do Hospital das Clínicas. No primeiro ano de funcionamento (de 30 de abril de 1996 a 30 abril de 1997), o NADI admitiu 42 pacientes. A aderência ao tratamento domiciliar por parte das equipes das Unidades do Hospital foi aumentando até que fossem atingidos 119 pacientes. O número de altas variou de uma a 12 por ano e o índice de óbitos foi de 9,3% a 28,6% ao ano. Em 1999, segundo o Relatório de Desempenho dos Institutos do HCFMUSP, o NADI realizou 4.691 visitas domiciliares e propiciou redução de 70% nos custos hospitalares. Já no período deste estudo, os profissionais da equipe fizeram 6.500 visitas domiciliares.

As características apresentadas pelos pacientes que foram atendidos ou encontram-se em atendimento no NADI, nos seus cinco anos de funcionamento, são:

- ✓ Quanto ao diagnóstico: grande parte das doenças dos pacientes são crônicas, com 97% do total, o que justifica o atendimento domiciliar, que objetiva otimizar o controle clínico, diminuindo estados agudos e internações freqüentes.

As principais classes diagnósticas dos pacientes atendidos pelo NADI são oncológicas, cardiovasculares e neurológicas. Estas doenças constituem-se no primeiro impacto do envelhecimento populacional, sendo causa importante de morbi-mortalidade. Na cidade de São Paulo, a distribuição dos óbitos por principais causas, em uma série histórica de 1940 a 1985, mostra que as doenças crônicas (neoplasias, doenças endocrinológicas e metabólicas, males do aparelho circulatório e respiratório) passaram de 36% para quase 60% (PASCHOAL, 1996). Esta é também a realidade do NADI, que apresenta cerca de 30% de óbitos. Doenças crônicas são as várias condições patológicas cuja evolução se dá lentamente, em meses ou anos, quer pela própria natureza da patologia quer pelas intervenções médicas. Sua recuperação, quando possível, também ocorre em longo prazo.

Os principais enfoques direcionados para esses pacientes são evitar a progressão da doença e dar condições para que se adaptem à nova situação, sempre visando maior independência funcional e bem-estar, segundo YUM (2000)[1].

- ✓ Quanto à faixa etária: A população dos pacientes atendidos pelo NADI situa-se, em sua maioria (56,4%), na faixa de 71 a 81 anos ou mais.

PASCHOAL (1996) faz referência a que a maior parte da literatura geriátrica e gerontológica aceita um ponto de corte aos 65 anos, idade a partir da qual os indivíduos seriam considerados idosos. Esse é o corte etário adotado pela Organização das Nações Unidas (ONU) para os países desenvolvidos. Para as nações em desenvolvimento,

---

1. YUM, S. (NADI, ICHC da FMUSP) – Doenças crônicas: Instituição X Domicílio. [Palestra proferida durante o 3° Simpósio Brasileiro de Assistência Domiciliar, São Paulo, 2000].

nas quais a expectativa média de vida é menor, adota-se os 60 anos como idade de transição das pessoas para o segmento idoso da população (ONU,1985), critério este que utilizamos na nossa amostra.

Capítulo I I
Qualidade de Vida

A expressão "Qualidade de Vida" é de origem recente, surgindo como tema da "moda" nos últimos 25 anos. Conforme assinala Szalai (1980:7), apud SETIÉN (1993), ela não emerge no contexto acadêmico, porém se difunde e alcança popularidade por meio dos debates públicos e das publicações de temática geral (periódicos, revistas e jornais), e relaciona-se aos problemas de contaminação ambiental e de deterioração das condições de vida, ambos provocados pela industrialização incontrolada e similar.

Ao lado da "Qualidade de Vida", tornam-se mais difundidos outros conceitos de uso generalizado, como meio ambiente, contaminação, modo de vida, estilo de vida, cujos significados estão unidos a fenômenos em plena evolução. Os grupos sociais apropriam-se destes termos e atribuem a eles seus próprios conteúdos, distintos segundo os movimentos ou grupos e o contexto em que se utilizam.

O sentido sociológico do termo "Qualidade de Vida", segundo SETIÉN (1993), provém do fato de que sua aparição constitui, em si mesma, um fenômeno social, motivo pelo qual, tanto a evolução do conceito como sua história lingüística e social, são reveladoras de fatos sociais.

A origem da expressão "Qualidade de Vida" provém do fenômeno da consciência das conseqüências indesejadas provocadas pelo desenvolvimento econômico e pela industrialização incontrolada. "Contra a ideologia desenvolvimentista e expansionista", se esboça um novo modelo, no qual se revaloriza o "qualitativo" frente ao "quantitativo" (MOPU, 1979:11).

O primeiro a usar o termo, segundo WOOD DAUPHINE (1999), foi Pigou, em 1920. Ele escreveu um livro sobre economia e bem-estar material (*The economics of Welfare*), no qual apresentou o impacto governamental sobre a vida dos indivíduos de classes menos favorecidas.

O conceito adquire importância social em virtude das ameaças percebidas. O que dá conteúdo à "Qualidade de Vida" é a ausência ou redução dos fatos a que se opõe, adotando um sentido positivo de criação cultural nova, na medida em que os movimentos sociais ou os grupos sociais questionam o modelo de organização e sugerem desenvolvimentos qualitativos distintos sobre os objetivos e modos de organização coletiva. A "Qualidade de Vida" ganha conteúdo político e seu uso e abuso convertem o termo em um *slogan* de múltiplos significados. Ao mesmo tempo, apresenta-se como um objetivo de debate entre grupos, representando um dilema social.

Na concepção de Gracia Guillén (1998), apud SETIÉN (1993), a história mostra a origem do termo "Qualidade de Vida" nos métodos de controle de qualidade utilizados nos processos industriais. Nos anos 1930 e 1940, surgiram algumas técnicas estatísticas específicas para determinar o nível de qualidade dos produtos manufaturados. O "controle de qualidade" passou, assim, a ser um elemento básico da política das empresas. Após a Segunda Guerra Mundial, o termo começou a ser usado mais freqüentemente, especialmente nos Estados Unidos da América, com o objetivo de descrever o efeito que a aquisição de bens materiais gerava na vida das pessoas. Pouco depois, os economistas e sociólogos buscaram encontrar índices que permitiam avaliar a "Qualidade de Vida" dos indivíduos e das sociedades.

No princípio, pensaram que ela dependia de dois tipos de fatores, alguns positivos (como a riqueza econômica) e outros negativos (como a quantidade da população). O aumento excessivo da população diminui a riqueza *per capita* e, portanto, o bem-estar e a qualidade de vida. Como indicador básico da qualidade da vida humana elegeu-se o Produto Nacional Bruto (PNB), o índice de riqueza das nações. Povos com elevado PNB tinham, em princípio, grande bem-estar, enquanto as sociedades com pequena renda por habitante eram consideradas com escasso nível de bem-estar, quer dizer, pouca qualidade de vida (GRACIA GUILLÉN, 1998).

Essas idéias entraram na política pelas mãos dos presidentes dos EUA, John F. Kennedy e Lyndon B. Johnson, e serviram para delinear seus respectivos programas, a "Nova Fronteira"(*New Frontier*) e a "Grande Sociedade"*(Great Society)*. Um colaborador do Presidente Johnson expressou-se da seguinte maneira:

> A tarefa da Grande Sociedade está em assegurar a nosso povo o clima, as capacidades e as estruturas sociais que lhe darão oportunidade de perseguir sua felicidade individual. Por isto, a Grande Sociedade não se preocupa com o quanto, senão com o como de bom; não com a quantidade de bens (quantity of goods), senão com a qualidade de nossas vidas (quality of our lives).

A partir de então, o termo "Qualidade de Vida" passou a indicar que "boa vida" representava mais do que a afluência de bens materiais. O conceito ampliou-se, observando os significados de desenvolvimento social (educação, saúde, moradia, transporte, trabalho, lazer). Os indicadores também se ampliaram: esperança de vida, mortalidade infantil, nível de poluição, qualidade do transporte e tantos outros.

O chamado *Welfare State*, políticas de bem-estar social, foi estabelecido em muitos países (FARQUAR, 1995 b).

A partir da década de 1960, surgiu a necessidade de avaliar a qualidade de vida percebida pelas pessoas (qualidade de vida subjetiva). Considerou-se que as avaliações subjetivas, além de definirem mais precisamente a experiência de vida dos indivíduos, levam em conta o significado que eles atribuem a essas experiências. Os indicadores dessa perspectiva passaram a ser: satisfação, bem-estar e felicidade.

1. Semântica do Termo "Qualidade de Vida"

A difusão do termo tem sido tão popular em todo o mundo que ainda não existe consenso, do ponto de vista acadêmico, na aceitação de uma única definição. Szalai, apud SETIÉN (1993), analisando a semântica do conceito, diz que a expressão global "Qualidade de Vida" não é antônima de "quantidade de vida", podendo-se distinguir entre Qualidade de Vida boa ou má, melhor ou pior, de um grupo ou país e de outro.

Para Szalai, apud SETIÉN (1993), a qualidade refere-se ao caráter da vida mais ou menos boa ou satisfatória. Adquire um conteúdo de grau, que percorre um *continuum*, cujos extremos se situam entre uma situação negativa ou inferior e outra positiva ou excelente.

Decompondo a expressão nas duas palavras que a constituem, o conceito "Qualidade de Vida" pode ser entendido de forma semelhante ao significado que lhe atribui o dicionário:

> **Qualidade** - Propriedade que determina a essência de um ser ou coisa; propriedade, virtude; destaque em uma escala comparativa; valor, importância; qualquer aspecto sensível de percepção que não possa ser mensurado ou geometrizado;
>
> **Qualidade de Vida** – Equilíbrio nas condições sociais e ambientais (falando de seres vivos). (HOUAISS; VILLAR; FRANCO 2001).

A palavra **"VIDA"** é definida no mesmo dicionário como:

> Impulso ou dinamismo que determina o desenvolvimento, o progresso de alguma coisa; o conjunto dos acontecimentos mais relevantes na existência de alguém; o relato destes fatos; a biografia de uma pessoa; qualquer um dos aspectos que integram o processo de viver de alguém; conjunto das funções vitais que colocam o indivíduo em relação ao meio externo; lutar, safar-se sozinho dos obstáculos, dificuldades; a existência do espírito vista como uma transcendência da morte física.

O conceito de vida que cada pessoa possui é o que irá influenciar diretamente a avaliação que ela faz da sua qualidade de vida, daí a sua importância. A vida pertence-lhe exclusivamente e pode fazer dela o que lhe apraz. Para Szalai, apud SETIÉN (1993), "Qualidade de Vida" é um conceito indivisível, sendo necessário atribuir-lhe um conteúdo claro e específico, mediante maior investigação e reflexão.

Os ensaios filosóficos remetem-nos à constante preocupação do ser humano em buscar explicações para a sua existência. VERWEYEN (1957) cita que, para Sócrates (469-399), a vida (existência) era considerada um contínuo aperfeiçoamento para alcançar a verdade suprema, o Bem último. Para chegar a esse patamar teve como farol o lema: "Conhece-te a ti mesmo". Sócrates pode ser considerado o fundador da ciência moral (ética da vida), cujo conjunto de verdades serve de base à existência humana.

O autor também se refere a Platão (427-347), o qual considerava que a vida (existência) tinha a finalidade do ser humano assemelhar-se a Deus, idéia suprema do Bem. As condições para alcançar esse fim eram uma rigorosa formação e a educação na comunidade. Para ele, a vida moral era a única que fazia verdadeiramente feliz o homem nesta vida ou na outra. Foi o fundador da Ética Social e dedicou-se a descrever menos o homem perfeito e mais a sociedade perfeita.

Para Agostinho (354-430), segundo VERWEYEN (1957), a existência nesta Terra é miserável. *Condício Huius Vitae.* O homem está condenado a ser infeliz. Só a visão e a contemplação (*visio et contempatio*) de Deus como Eterna Verdade, Bondade e Beleza são a suprema Bem-Aventurança (Felicidade).

No mundo contemporâneo, podemos observar preocupação semelhante à dos filósofos antigos, como a do pensador argentino González Pecotche (1995), fundador da Ciência Logosófica, para quem a vida adquire um sentido superior em todos os aspectos em que se configura. Diferentemente da vida comum, que se vive fora, externamente, a existência animada pelo espírito é vivida internamente e em maior volume.

Ele ensina que a vida consciente pode ser obtida pelo conhecimento de si mesmo, por intermédio de um método próprio por ele instituído.

NORDENFELT (1994), analisando o conceito de vida, faz distinção entre vida completa e parcial, apontando duas dimensões para medir o seu grau de completeza: tempo e totalidade dos aspectos da vida. A vida completa relativa ao tempo é composta pela série contínua de eventos vitais que uma pessoa vivencia durante sua existência, do nascimento à morte. Com relação à totalidade dos aspectos da vida, uma vida completa é a soma total de todos os aspectos de sua existência, em um determinado momento ou durante um certo período de tempo. Uma vida maximamente completa é, então, a soma total de todos os aspectos da existência de uma pessoa, durante toda a sua trajetória. O autor pontua a idéia de que um aspecto da vida é muito essencial e, como ninguém consegue estudar todos os aspectos da vida de uma pessoa, devemos fazer algum tipo de seleção. Por isso, recomenda que a seleção seja guiada pelo propósito particular que a qualidade de vida tem, indicando, ao menos, a consideração dos seguintes aspectos principais: a) o aspecto de experiência da vida, compreendendo a soma total das sensações, percepções, atos cognitivos, emoções e humores; b) as atividades realizadas, qual seja, a soma total das ações de uma pessoa; c) as realizações na vida, significando a soma total dos resultados das ações de uma pessoa; d) os eventos da vida de uma pessoa, aqueles de que o indivíduo está ciente ou que são atribuídos a ele; e) as circunstâncias da vida, tanto aquelas de que o indivíduo está consciente quanto as que são atribuídas a ele, ou ambas.

A vida máxima, para NORDENFELT (1994), contém todos os elementos mencionados, isto é, a soma total das experiências, atividades e realizações, bem como todos os eventos e circunstâncias atribuídos à pessoa. Diferentes teorias sobre qualidade de vida focalizam diversos aspectos da vida, no sentido completo da palavra.

Isso, até certo ponto, tem a ver com os aspectos da vida que os teoristas julgam ser importantes. O autor ressalta, ainda, a necessidade de se fazer distinção entre os aspectos da vida de uma pessoa que podem ser objetivamente atribuídos a ela, e aqueles aspectos que o próprio indivíduo percebe, ou pelos quais está sendo influenciado (qualidade de vida objetiva e subjetiva).

Enquanto não se chega a um consenso sobre sua definição, a qualidade de vida deve ser explicada dentro do marco conceitual e metodológico concreto em que se aborda (Szalai apud SETIÉN,1993).

"Qualidade de Vida" forma parte de uma família de conceitos que se aproximam ao bem-estar humano, como "modo de vida", "nível de vida", "condições de vida", "satisfação". Torna-se importante esclarecer o significado deste conceito, através da explicitação de algumas de suas características.

2. Características do Conceito "Qualidade de Vida"

Para SETIÉN (1993), a dificuldade de definição do termo provém de uma série de características inerentes ao próprio conceito: é abstrato, complexo, indiretamente mensurável, que admite múltiplas orientações e ao qual se dão, portanto, distintas definições.

Como ocorre com outros conceitos sociológicos, uma característica do termo "Qualidade de Vida" é a abstração no sentido lingüístico; trata-se de uma expressão abstrata porque pertence a um universo ideológico.

Habitualmente, o afastamento dos conceitos abstratos conduz à utilização de sinônimos, tão abstratos como os anteriores, que, em vez de esclarecer o conteúdo, acabam criando mais confusão. Tal ocorre com "Qualidade de Vida" quando se assemelha a outros termos pertencentes à mesma família, quer dizer, ao mesmo universo ideológico.

É comum a utilização da expressão "Qualidade de Vida" como sinônimo de bem-estar e de felicidade. Encontramos muitos exemplos na literatura, como o relatório final de um simpósio sobre o conceito de Qualidade de Vida, da Agência para Proteção do Meio Ambiente dos EUA:

> A Qualidade de Vida é um novo nome para uma velha noção. Refere-se ao bem-estar do povo, principalmente em grupos, mas também como

> indivíduos, assim como o "bem-estar" do meio ambiente no qual este povo vive [US Environmental Protetion Agency, 1973: I.1].

Para alguns especialistas, a "Qualidade de Vida" engloba aspectos não contemplados no bem-estar. Este último conceito seria mais limitado. Também encontramos a idéia de que "Qualidade de Vida" e "desenvolvimento" significam "bem-estar" para muitos.

SETIÉN (1993) conclui que o termo "Qualidade de Vida" é esquivo, seu significado não se revela facilmente e se encontra relacionado com uma família de conceitos complexos e difíceis de precisar, multidimensionais e, portanto, susceptíveis de adotar múltiplas acepções.

Tanto SETIÉN (1993) quanto FARQUHAR (1995 b) apontam para o fato de que a multidisciplinaridade do uso do termo "Qualidade de Vida" é um dos fatores que levam à falta de consenso sobre sua definição.

Observa-se pela variedade de definições dos componentes de "Qualidade de Vida" que, em geral, englobam o campo econômico e uma vasta lista de necessidades, recursos e valores individuais, até a consideração das preocupações, problemas e objetivos societários que conformam a política social. Para este conceito complexo e multidimensional, podem ser estabelecidas distintas formas de medida, algumas do tipo objetivo, outras nas quais se apreciam a satisfação e a importância da vivência dos sujeitos quanto às múltiplas dimensões da vida.

FARQUHAR (1995 b) chama a atenção para o fato de que "quando falamos sobre a qualidade da vida de alguém, não estamos falando simplesmente das boas coisas da vida daquela pessoa, mas das ruins também".

MINAYO.; HARTZ.; BUSS (2000) atribuem ao termo "Qualidade de Vida" muitos significados, definindo-o como uma construção social com a marca da relatividade cultural, com três formas de referência: *histórica*, com parâmetros de qualidade de vida que diferem em determinado tempo do desenvolvimento econômico, social e tecnológico de uma sociedade específica; *cultural*, com valores e necessidades construídos e hierarquizados diferentemente pelos povos que revelam suas tradições; *estratificações* ou *classes sociais*, mostrando as desigualdades e heterogeneidades, padrões e concepções de bem-estar estratificados.

3. "Qualidade de Vida": Diferentes Concepções

3.1. Boa Vida e "Qualidade de Vida"

OSTENFELD (1994), no capítulo do livro de Nordenfelt – Conceitos e Medida de Qualidade de Vida em Cuidados de Saúde – conceituou "Qualidade de Vida" pela visão aristotélica, tendo se baseado no curso de Aristóteles sobre ética: "A ÉTICA a NICÔMACO". Utilizou-se do texto grego, editado em Oxford, Londres, em 1984.

"Aristóteles pensa que há algum bem para o qual todas as ações convergem. Deve haver algum fim que é desejado para o nosso próprio bem e, mediante o qual, desejamos todos os outros fins. Este é o fim último, o *SUMMUM BONUM*, o qual é importante conhecer para planejarmos nossas vidas. O bem da comunidade é maior e mais perfeito que o bem do indivíduo e o homem é um animal político (*Homo Politicus*), que precisa da convivência humana, isto é, seu bem individual é imperfeito por si mesmo".

Na visão de Aristóteles, a "boa vida" é a mais desejável. Uma exploração da "boa vida", isto é, a melhor (não necessariamente a moralmente melhor) ou mais valiosa, a vida desejável envolve um exame dos seguintes conceitos e suas intervenções: o bem, a felicidade, a virtude, o prazer, o bem-estar, a sociedade e a constituição política.

Para esse autor, parece claro que se desejamos conhecer, como Aristóteles definiria "Qualidade de Vida", precisamos observar sua concepção de "boa vida". Essa incluirá a relação do prazer com outros conceitos, particularmente "felicidade" e "bem-estar".

FONSECA (1968) afirma que o fim último, o "sumo bem" do homem, é chamado "EUDAEMONIA". Para ele, não é possível representar na língua moderna, com precisão, a "eudaemonia" grega (lit: um bem-estar, um estado de perfeição que encerra o divino) porque a palavra alterou a idéia original.

Conserva-se, em respeito à tradição, o termo felicidade, embora tenha para nós um sentido subjetivo muito maior do que em grego. Aristóteles adverte que deseja discutir não a palavra, porém o conceito de sumo bem. Ele é alguma coisa de interior e espiritual, quando definido como plenitude de vida e perfeição do ato da alma, mas demanda também certa afortunada condição natural. Quem tivesse um corpo disforme ou doente não poderia ser plenamente feliz.

OSTENFELD (1994) considera que, para Aristóteles, a felicidade é um bem mental (atividade ou ação própria da alma); implica em viver e passar bem e inclui as virtudes como prudência e sabedoria, prazer e bens externos. Aristóteles dá como definição final da felicidade: atividade de acordo com a virtude completa, adequadamente suprida com bens externos, por meio de uma vida completa. Assim, "eudaemonia", para Aristóteles, é viver bem e fazer bem ("euzoia e eupraxia"). A Ética é o manual de como conseguir a melhor, mais agradável e mais alegre vida. Para Aristóteles, "eudaemonia" é um conceito muito mais rico do que "felicidade". Não é apenas uma experiência subjetiva, mas também a compreensão do potencial mental, das sensações e da inteligência da pessoa (MUSSCHENGA, 1997).

OSTENFELD (1994) conclui que a visão aristotélica pode ser relevante para o debate moderno de "Qualidade de Vida", pois aborda o termo sob exigências incompatíveis de contar e medir todas as coisas (objetividade) e, ao mesmo tempo, desejando tomar o ponto de vista da pessoa (subjetividade).

Ele afirma que Aristóteles nos ensina que a satisfação e o bem-estar devem ser encontrados dentro de uma estrutura de referências, que é biológica e sociologicamente definida, oferecendo "eudaemonia" mais do que "felicidade", isto é, um quadro conceitual muito diferente. Certamente precisamos nos afastar do ceticismo improdutivo do subjetivismo extremo e da visão de paraíso do técnico insensato.

NORDENFELT (1994), ao questionar sobre quem deve ser o avaliador da vida particular de uma pessoa e quem deve escolher a dimensão a ser utilizada na avaliação, analisa as respostas da concepção platônica-aristotélica a estas duas questões abordadas por Ostenfeld. Há uma escala entre os valores, uma dimensão do valor que pode ser comparada à outra dimensão. Na visão aristotélica, essas avaliações são dadas uma só vez e para todos, não existindo espaço para escolhas pessoais. Dessa forma, não importa quem faz a avaliação em um caso particular.

Atualmente, não há uma visão única sobre essa questão. Há as contemporâneas que se aproximam da de Aristóteles (por exemplo, o tratamento dado por NUSSBAUM 1988, para as virtudes não associadas). Mas há visões que são o oposto da abordagem aristotélica (teoria da felicidade: noção subjetiva de qualidade de vida). Há, também, intermediárias. A antiaristotélica chega à conclusão de que não há hierarquia de valores, a qual é dada uma vez e para todos. Os valores (todos) são escolhidos pelo indivíduo e, dessa forma, toda avaliação de qualidade de vida é dependente da pessoa que faz a avaliação.

3.2. Desenvolvimento Humano e "Qualidade de Vida"

Na década de 1980 houve uma tentativa de englobar os aspectos socioeconômicos com os subjetivos de qualidade de vida, surgindo o chamado "Desenvolvimento Humano", cujos expoentes foram

Nussbaum e Amartya Sen, apud PASCHOAL (2001). O conceito de desenvolvimento para estes economistas tem valor inerente, uma vez que incorpora critérios de avaliação das mudanças sociais, permitindo avaliar se a mudança foi benéfica e se a vida melhorou para os seres humanos. Eles pontuam que o crescimento econômico (aumento do Produto Interno Bruto (PIB) ou da renda *per capita*) é apenas um meio para se atingir o bem-estar ou a qualidade de vida dos seres humanos.

Também questionam se o desenvolvimento melhora a vida dos seres humanos e que coisas são importantes para se considerar uma vida como humana. Afirmam que os bens e produtos são eticamente básicos para o bem-estar e um bom padrão de vida dos seres humanos. SEN (2001) aponta como ponto positivo dessa visão o fato de que o desenvolvimento não ocorre sem prosperidade material. No entanto, há risco de uma concentração exagerada no aspecto dos produtos (fetichismo), na qual os meios são convertidos em fins e o objetivo passa a ser o bem material em si, com as pessoas valorizando a aquisição crescente, de bens de consumo.

Estes são considerados positivos por proporcionarem boas oportunidades às pessoas e ocasionarem uma variabilidade interpessoal, sendo importantes os que estão ao seu alcance. Finalmente, do ponto de vista social, um excesso de bens pode ser danoso, tornando as pessoas excessivamente competitivas, dominadoras e arrogantes, segundo aponta NUSSBAUM (1988). Os autores consideram que a felicidade é importante, mas não suficiente para o bem-estar, e imprecisa como medida dele.

Mendes in SEN (2001) refere-se que um alicerce de toda a "economia filosófica" de Sen é a idéia de que a "vida boa" é uma vida com escolhas genuínas, na qual ninguém é forçado a viver de alguma forma específica, por mais rica que esta maneira de vida possa ser sob outros aspectos.

Oportunidades reais ou substantivas envolvem mais do que disponibilidade de recursos. Capacidades são poderes para fazer ou deixar de fazer, sem os quais não há escolha genuína. Também envolvem algo que SEN (2001) chama de "acessibilidade" a recursos, que depende muito das habilidades e talentos que cada pessoa tem para usar alternativamente tais recursos. Ser carente de habilidades e talentos consiste em uma limitação da liberdade de ter e fazer escolhas.

Pobreza, fome, desemprego, desamparo, inseguranças sociais ou econômicas, costumes e governos que tiranizam, são condições sob as quais as pessoas podem perceber suas privações e desvantagens e até deixar de conceber alternativas ou possibilidades de mudanças.

> Uma pessoa que teve uma vida de infortúnios, com pouquíssimas oportunidades e quase sem esperança, pode conformar-se mais facilmente com as privações do que outras que foram criadas em circunstâncias mais afortunadas e abastadas. (SEN 2001, p.61)

A métrica do igualitarismo seniano baseia-se em uma concepção pluralista do bem, quer dizer, coisas boas não são redutíveis a qualquer medida homogênea de sua bondade.

A crítica ao welfarismo aparece na base de muitas contribuições de Sen a diferentes ramos da economia. Na chamada "economia do desenvolvimento", a preocupação dominante era a determinação dos meios para promover o crescimento da renda *per capita*. O pressuposto normativo básico era a existência de uma relação diretamente proporcional entre renda, consumo e satisfação. A promoção do bem-estar (o que se quer afinal com o desenvolvimento) não se confunde com a maximização de uma medida utilitarista da satisfação humana. Tal como Sen tem procurado mostrar, é preciso fazer uma pergunta radical para expor o limitado núcleo normativo desse ramo da economia: onde está o valor próprio da vida humana?

Uma idéia fundamental de Sen é que na vida de qualquer pessoa, certas coisas são valiosas por si mesmas, como por exemplo:

estar livre de doenças que podem ser evitadas, poder escapar da morte prematura, estar bem-alimentado, ser capaz de agir livremente e não ser dominado pelas circunstâncias e ter oportunidades para desenvolver potencialidades.

Esses pontos (funcionamentos) são supostamente mais importantes do que outros, no sentido de que qualquer vida digna de ser vivida só se realiza se eles se realizam (são constituintes de uma vida boa, ainda que sejam também meios para ampliar escolhas e liberdades). Por exemplo, estar bem-nutrido é mais importante do que ter algum tipo de satisfação gustativa especialmente refinada. O que deve ser igualado com mais urgência são os funcionamentos básicos.

Para Mendes, in SEN (2001), no plano teórico estamos diante do problema essencial de encontrar um núcleo de necessidades comuns a todas as pessoas, em cuja dimensão avaliamos a desigualdade (operacionalizando a medição do que Sen denomina de "igualdade basal"). Em suma, Amartya Sen, economista indiano, laureado com o Prêmio Nobel da Economia em 1998 por seus estudos relacionados à pobreza, realiza um trabalho que se caracteriza pela interdisciplinariedade, rompendo fronteiras entre economia e ética.

Suas contribuições têm influenciado análises e programas da Organização das Nações Unidas (ONU) e do Banco Mundial, levando-o a participar da elaboração do Índice de Desenvolvimento Humano (IDH), publicado em 1999 e adotado pela ONU como um indicador preciso para analisar condições de vida, como o Produto Interno Bruto (PIB) *per capita*, pois, em vez de medir o poder de compra, traça um perfil da qualidade de vida das pessoas.

3.3. Nível de Vida e "Qualidade de Vida"

SETIÉN (1993) fez referência a que há correntes que utilizam o conceito "nível de vida" para abordar o bem-estar, como a visão escandinava que também é vista como multidimencional e considera a vida na multidisciplinariedade de seus componentes. O nível de vida é definido como a capacidade do indivíduo para dispor de recursos de todo tipo: econômicos, políticos, sociais, físicos, educativos, etc.

Knox, apud SETIÉN (1993), que também prefere substituir o conceito de Qualidade de Vida por "nível de vida", utiliza a seguinte definição:

> *O nível de vida se define por uma série de sete componentes, cada um dos quais representa uma classe de necessidade humana distinta, cuja satisfação se mede por um ou mais indicadores. Os componentes são: nutrição, saúde, habitação, educação, ócio, segurança, excedente de renda para satisfazer as necessidades básicas.*
> *Estes componentes representam os denominadores comuns do nível de vida [Knox, 1974:252-253]*

ROMANO (1993) aponta para um redimensionamento dos aspectos do componente saúde, que é presente na qualidade de vida, surgindo daí outro indicador – "nível de vida" – para identificar o novo conjunto inicial de variáveis (educação, trabalho, condições de saneamento básico, disponibilidade e facilidade para assistência ambulatorial e hospitalar), concernentes ao Sistema de Atenção à Saúde.

As diferenças entre "nível de vida" e "qualidade de vida" residem no fato de que, enquanto o primeiro depende primordialmente de definições e perspectivas políticas, voltadas à comunidade como um todo, a segunda é atributo do indivíduo. Embora complementares, são entidades distintas.

Pela visão dos múltiplos fatores da qualidade de vida, procedente das ciências sociais, ela pode ser anunciada como "a habilidade ou capacidade para desempenhar tarefas ou atividades da vida diária, obtendo, assim, satisfação". Nessa perspectiva, a qualidade de vida é entendida em termos das expectativas pessoais, se foram ou não alcançadas. Existe, no entanto, discordância sobre a inclusão ou não de certos fatores, dificultando, por vezes, a comparação de resultados de diferentes estudos.

Ao discutir a conceituação de "nível de vida" e "qualidade de vida", ROMANO (1993) aponta para uma dimensão fatorial mais ampla, com a presença de uma dualidade de informações: as objetivas, baseadas em indicadores biomédicos, e as subjetivas, derivadas dos valores e das crenças do próprio indivíduo, o que dá uma visão "ética à existência".

3.4. Bem-estar Psicológico e "Qualidade de Vida"

Muitos autores que trabalham com idosos enfatizam a dimensão "bem-estar psicológico" e satisfação. NERI (2000) afirma que na gerontologia social predominam as associações entre qualidade de vida na velhice, satisfação e atividade.

Para esta autora, o bem-estar psicológico reflete a avaliação pessoal sobre as seguintes áreas:

✓ Competência comportamental – representa a avaliação social e normativa do funcionamento pessoal quanto à saúde, à funcionalidade física, à cognição, ao comportamento social e à utilização do tempo.
É realizada comparando-se o indivíduo com outros, por exemplo, segundo critérios de idade, educação, gênero, etnia e classe social.

✓ Condições ambientais – a qualidade de vida na velhice tem relação direta com a existência de condições ambientais que permitam aos idosos desempenhar comportamentos biológicos e psicológicos adaptativos. Estão relacionadas diretamente com o bem-estar percebido.

Quando os idosos gozam de autonomia funcional, eles próprios podem providenciar arranjos para que seu ambiente torne-se mais seguro, variado e interessante.

Para NERI (2000), trata-se de os idosos, por si mesmos, tomarem providências para construir um mundo em que possam viver melhor.

Quando eles já não dispõem de possibilidades de manejo do próprio ambiente físico, é necessário que os membros da família ou das instituições por eles freqüentadas, cuidem desses aspectos.

- ✓ Qualidade de vida percebida – sendo uma dimensão subjetiva da qualidade de vida, depende dos julgamentos do indivíduo sobre a sua funcionalidade física, social e psicológica e sobre a sua competência comportamental. Tais julgamentos são afetados pelas condições objetivas de saúde física, pela renda, e pela dimensão, proximidade e funções da rede de relações sociais.

Além da avaliação pessoal sobre as três áreas acima descritas, o bem-estar psicológico depende da continuidade do *self*, da capacidade do indivíduo para adaptar-se às perdas e de sua capacidade de recuperar-se de eventos estressantes do curso de vida individual e social, tais como desemprego, doenças, desastres, mortes em família, violência urbana, crises econômicas, guerras, bem como da sua capacidade para assimilar informações positivas sobre si mesmo (NERI, 2000).

3.5. Felicidade com a Vida e "Qualidade de Vida"

NORDENFELT (1994), numa crítica à teoria da felicidade, defende a tese de que os conceitos de "Qualidade de Vida" e de "Felicidade com a Vida" se assemelham, são ricos e bem articulados. Ele afirma que "Felicidade com a Vida" é uma experiência humana positiva, "uma espécie de bem-estar (*well-being*) de segunda ordem", tendo a vida inteira como um objetivo.

Para ele, é importante observar que, para que uma experiência seja positiva, o objeto precisa ser pensado como algo bom. A felicidade é diretamente dependente dos objetivos dos indivíduos, de forma que é impossível descrever a condição emocional de uma pessoa simplesmente enfocando sua condição externa: de fato, essas situações, de acordo com NORDENFELT, podem se definidas como *welfare* se, e somente se, elas contribuírem para o *well-being* das pessoas (a relação é lógica, não empírica). A felicidade é assim definida como uma emoção derivada do equilíbrio entre o desejo de uma pessoa, suas condições de vida e como ela as percebe (felicidade como equilíbrio). A felicidade tem diferentes graus que vão desde a máxima infelicidade até a máxima felicidade, dependentes do número de vontades e objetivos alcançados (avaliação quantitativa), ou do alcance das vontades e objetivos mais importantes, hierarquizados pelos indivíduos (avaliação qualitativa).

O meio ambiente, que é formado pelos ambientes cultural e psicossocial, influencia nossa vida de maneiras diferentes, oferendo oportunidades diversas. Mesmo sendo uma "plataforma para nossas ações", limita nossos objetivos de vida na medida em que não podemos ou não conseguimos fazer qualquer coisa em qualquer lugar.

NORDENFELT (1994) considera que o meio externo, as condições internas e as atividades das pessoas constituem seu *welfare*, que vai resultar em bem-estar ou mal-estar. E conclui que a felicidade e, conseqüentemente, "Qualidade de Vida", são noções subjetivas, cuja medida é muito difícil, se não impossível de precisar.

BALDASSARE.; ROSENFIELD.; ROOK (1984), no artigo: "Os Modelos das Relações Sociais Predizendo o Bem-Estar *(well-being)* dos Idosos", apontam para um impressionante corpo de evidências encontrado para explicar o significado das relações sociais para o bem-estar (*well-being*), em um estudo que utilizou uma amostra representativa de idosos do norte da Califórnia, nos EUA. Os autores concluíram que as relações sociais são um indicador importante da felicidade, mesmo sob o efeito de características demográficas e de saúde severas. O companheirismo e o suporte emocional foram melhores indicadores de felicidade entre todas as variáveis sociais relacionadas, indicando ajustamento emocional para os eventos ligados à idade, como a viuvez e a aposentadoria.

A convergência dos resultados para as conseqüências benéficas das relações sociais entre os idosos estimulou o interesse em intervenções na rede de suporte social, visando melhorar a saúde e o bem-estar (*well-being*) psicológico.

Este estudo ajuda-nos a compreender a afirmação de NORDENFELT (1994), referente ao fato de que "as condições externas que trazem felicidade são as que contribuem para a realização dos objetivos pessoais", quer dizer, entendemos que, uma vez que os idosos do estudo de BALDASSARE.; ROSENFIELD.; ROOK 1984), priorizam o objetivo da convivência, eles se sentem felizes porque este objetivo foi preenchido, proporcionou-lhes bem-estar (*well-being*), apesar de não terem alcançado outros objetivos, como boas condições de saúde, que foram menos prioritários.

3.6. Satisfação das Necessidades e "Qualidade de Vida"

Necessidade, saúde e "Qualidade de Vida" são conceitos centrais nos serviços de saúde. LISS (1994) apresentou um ensaio em que focaliza a relação entre os conceitos de necessidade e "Qualidade de Vida". Para ele, os conceitos podem se relacionar de duas formas: "necessidade" pode ser definida em termos de "qualidade de vida" e ela pode ser definida em termos de necessidade. Apresenta uma relação causal ("a satisfação das necessidades fundamentais resulta em alto grau de qualidade de vida" ou "um alto grau de qualidade de vida leva a necessidades satisfeitas") e uma relação lógica.

Nessa teoria, o conceito de necessidade aparece de duas formas: na primeira, é um instrumento para atingir objetivos colocados e, na segunda, é uma tensão ou desequilíbrio no organismo, podendo ser considerada como uma força motriz ou motivadora, por exemplo, a conquista de um bom salário. LISS prioriza a primeira. O termo "necessidade" pode se referir a uma diferença, sendo esta um "estado de deficiência", quando se sente falta de algo que não se possui ou que não se alcançou. O termo também pode ser usado como um objetivo a ser alcançado, uma necessidade para eliminar a diferença ou deficiência: emprego, moradia, lazer, saúde..., são exigências do ser humano.

Não alcançar um objetivo coloca a pessoa "em risco de permanecer na deficiência". LISS (1994) afirma que a literatura apresenta vários tipos de risco: de não se desenvolver de acordo com a natureza humana, de não se conseguir preencher um projeto de vida e de não satisfazer os próprios interesses.

LISS (1994) conclui que a satisfação das necessidades não é um bom indicador de qualidade de vida, a menos que os dois conceitos estejam em harmonia.

4. "Qualidade de Vida" No Setor Saúde

No campo da saúde, o discurso da relação entre saúde e "Qualidade de Vida" remonta ao nascimento da medicina social nos séculos XVIII e XIX, com investigações que passaram a subsidiar políticas públicas e movimentos sociais, tais como: "A Situação da Classe Trabalhadora na Inglaterra", de Engels, ou "Mortalidade Diferencial na França", de Villermé, ambas citadas por Rosen, apud MINAYO.; HARTZ.; BUSS (2000).

De fato, a idéia dessa relação perpassa toda a história da medicina social ocidental e também a da latino-americana, conforme demonstrado nos trabalhos de CHADWICK (1845), MCKEOWN (1892), BREILH et al., (1990), NUÑEZ (1994); e PAI (1994). Na maioria dos estudos, os termos de referência utilizados são: condições de vida, estilo de vida e situação de vida, termos que fazem parte do campo semântico de qualidade de vida. Após a Segunda Guerra Mundial, a Organização Mundial da Saúde (OMS) redefiniu o conteúdo da palavra saúde, incorporando a noção de bem-estar físico, emocional e social, gerando discussões sobre a possibilidade de se medir o bem-estar.

MINAYO.; HARTZ.; BUSS (2000) analisam – em número especial da revista *Ciência & Saúde Coletiva*, da Associação Brasileira de Pós-Graduação em Saúde Coletiva, intitulado "Qualidade de Vida e Saúde" –, as relações entre saúde e qualidade de vida. Apontam para a tendência de se estreitar o conceito de "Qualidade de Vida" ao campo biomédico, vinculando-o à avaliação econômica, uma tendência reducionista que se acentua em virtude do crescente desenvolvimento tecnológico da medicina e das ciências afins, trazendo como conseqüência a sua progressiva desumanização.

Como vem sendo aplicado na literatura médica, o termo "Qualidade de Vida" não parece ter um único significado (GILL.; FEINSTEIN, 1994). "Condições de saúde", "funcionamento social" e "qualidade de vida" têm sido usados como sinônimos (GUYATT et al., 1996) e a própria definição de "Qualidade de Vida" não consta na maioria dos artigos que utilizam ou propõem instrumentos para sua avaliação (GILL.; FEINSTEIN, 1994). Qualidade de vida relacionada com a saúde (*Health-related quality of life*) e estado subjetivo de saúde (*Subjetive health status*) são conceitos afins, centrados na avaliação subjetiva do paciente, mas necessariamente ligados ao impacto do estado de saúde sobre a capacidade do indivíduo viver plenamente. BULLINGER (1995) considera que o termo "Qualidade de Vida" é mais geral e inclui uma variedade potencial maior de condições que podem afetar a percepção do indivíduo, seus sentimentos e comportamentos relacionados com o seu funcionamento diário, incluindo, mas não limitando, a sua condição de saúde e as intervenções médicas. Contrapondo-se à tendência reducionista do conceito de "qualidade de vida" no campo biomédico, iniciou-se um movimento dentro das ciências humanas e biológicas a fim de valorizar parâmetros mais amplos do que o controle de sintomas, a diminuição da mortalidade ou o aumento da expectativa de vida. É nesse sentido que MINAYO.; HARTZ.; BUSS (2000) refletem sobre o campo semântico polissêmico em que se desenvolvem as representações e ações voltadas para a qualidade de vida, como a noção de desenvolvimento, democracia, modo, condições e estilo de vida.

SETIÉN (1993) também apresenta os indicadores sociais de qualidade de vida, a fim de dar conta das grandes mudanças que estão ocorrendo na estrutura social, assim como das tendências que já apontam e que configuram o futuro.

Para esta autora, o "sistema de indicadores de qualidade de vida" fundamenta-se em um esquema teórico de desenvolvimento baseado no homem e na satisfação de suas necessidades. Da análise dessas necessidades, chega à seleção das áreas que compreendem a qualidade de vida e que estão concentradas em saúde, trabalho, habitação, ócio, renda, seguridade, família, distúrbio físico-social, educação, religião e política. Segundo SETIÉN (1993), no campo da saúde, as metas do mais alto grau de qualidade de vida estariam representadas por uma vida longa com um melhor estado de saúde, condições distribuídas eqüitativamente entre os indivíduos e os grupos que formam a comunidade. A autora estabelece as dimensões da saúde em estado de saúde da população e sua distribuição, atentados contra a saúde, educação sanitária e recursos para a saúde. SETIÉN (1993) centra esse estudo, realizado na região basca da Espanha, em medidas de participação da comunidade, não contemplando o sistema de medida curativa, que é o que recebe os maiores recursos no setor da saúde.

As tendências que apontam que, na relação entre saúde e qualidade de vida, o aspecto SAÚDE ganha dimensão e aparece como um dos indicadores de qualidade de vida estão ligadas ao conceito holístico de saúde. NORDENFELT (1994) apresenta-o como "condições nas quais o indivíduo é capaz de realizar certos objetivos vitais na vida" (...), "cuja realização é necessária e suficiente para o mínimo grau de bem-estar a longo prazo".

FARQUHAR (1995 a), em estudo realizado com pessoas idosas que vivem em suas próprias residências, concluiu que há mais para qualificar a vida do que a saúde. Segundo ele, os contatos sociais parecem ser componentes tão valiosos para uma boa qualidade de vida quanto o *status* de saúde. A despeito de a OMS ter definido saúde como um estado de completo bem-estar físico, mental e social, com ênfase na saúde física e habilidade funcional, no estudo realizado por este autor fica demonstrado que estes aspectos não são a única dimensão de qualidade de vida. Ele faz distinção entre *status* de saúde e qualidade de vida e também entre satisfação e qualidade de vida, considerando-os vitais quando se decide o que se pretende mensurar.

No contexto da área de atenção à saúde, observa-se uma expansão do uso do termo na pesquisa social e também de sua utilização em ensaios clínicos, a partir da metade dos anos 1970 (MUSSCHENGA, 1994). "Qualidade de Vida" foi introduzida no MEDLINE (*Medical Subject Headings of the National Library of Medicine)* como elemento descritor em 1977 (MEDLINE, 2000). A partir dos anos 1980, vem sendo constituída a base teórica do conceito de qualidade de vida. Segundo TAMBURINI (1998), a literatura registrou 11 mil referências bibliográficas com *abstract* nos últimos vinte anos. O autor listou 803 instrumentos genéricos e específicos de qualidade de vida. As pesquisas sobre o assunto no campo da saúde tiveram início com estudos sobre dor e outros temas abordados nas áreas de oncologia, reumatologia e psiquiatria, seguidos por avaliações de resultados de tratamentos de doenças crônicas. Atualmente, os estudos têm-se direcionado para medir a qualidade de vida relacionada à saúde (QVRS), em vez de medir taxas de mortalidade, doença e má saúde (BOWLING, 1995).

EBRAHIM (1995) destaca que têm surgido pesquisas sobre a preferência dos pacientes quanto a diferentes intervenções em diversas áreas da saúde, sendo então elaboradas as "Medidas de Utilidade" (*Utility*) e os "Anos de Vida Ajustados à Qualidade" (*Quality Adjusted Life Years - QALY*).

É importante ressaltar na articulação entre saúde e condições e qualidade de vida, a proposta de promoção da saúde como a mais relevante estratégia para sair do reducionismo médico e realizar um diálogo intersetorial, apesar de ainda ser pouco aprofundada e testada nas práticas sanitárias (MINAYO.; HARTZ.; BUSS, 2000).

Vislumbramos dois grandes desafios na questão saúde e qualidade de vida. O primeiro deles é o de responder às questões neste grande campo de investigação, com o objetivo de demonstrar que a qualidade e as condições de vida afetam a saúde e influenciam a qualidade de vida. O maior deles, no entanto, diz respeito às intervenções – como as realizadas pela equipe interdisciplinar do NADI –, que possam, mais eficazmente, influenciar de forma favorável a qualidade de vida dos clientes. Neste sentido, observamos uma lacuna na literatura, uma vez que os trabalhos incluem o termo "Qualidade de Vida", mas não o investigam de fato, não lhe dão um tratamento científico ou apenas estudam os serviços, não se constituindo, portanto, em "indicadores" de "Qualidade de Vida". Também não encontramos estudos que avaliassem a "Qualidade de Vida" dos clientes atendidos em programas de Assistência Domiciliar e tão pouco aqueles que trouxessem a perspectiva do próprio indivíduo, o que justifica este estudo.

5. Instrumentos de Avaliação de "Qualidade de Vida"

Frente à complexidade do conceito de qualidade de vida e sua relatividade em diferentes culturas e realidades sociais, tem havido uma grande proliferação de instrumentos, muitos deles sem uma base conceitual. Alguns tratam a saúde como componente de um indicador, enquanto outros têm seu objeto no campo da saúde.

Entre os primeiros instrumentos que surgiram, o Índice de Desenvolvimento Humano (IDH) elaborado pelo Programa das Nações Unidas para o Desenvolvimento (PNUD) destacou-se como um indicador sintético de qualidade de vida que, de forma simplificada, soma e divide por três os níveis de renda, saúde e educação de uma determinada população. Estes três níveis seriam atributos com igual importância como expressão das capacidades humanas. Apesar de sua ampla aceitação, o IDH apresenta limitações, uma vez que não consegue incorporar a essência do conceito central que tenta medir (desenvolvimento) (MINAYO.; HARTZ.; BUSS, 2000).

GUYATT et al., (1996) propõem uma classificação dos instrumentos quanto às categorias, dividindo-os em genéricos e específicos, subdividindo os genéricos em perfis de saúde e medidas de preferência *utility*. Para este autor, os instrumentos genéricos destinam-se a refletir o impacto de uma doença sobre a vida das pessoas, em diferentes populações. Avaliam aspectos relacionados à função, à disfunção, ao desconforto físico e emocional. Estão incluídos na categoria de instrumentos genéricos, os que avaliam o estado de saúde, na tentativa de medir todos os aspectos importantes da qualidade de vida, compreendendo diversas dimensões. Apesar de seu uso indiscriminado, não dão conta de detectar aspectos específicos da qualidade de vida de determinada patologia. Os que têm sido mais utilizados na avaliação de perfis de saúde são: *Nottinghan Health Profile (NHP), McMaster Health Index Questionnaire (MHIQ), Sickness Impact Profile (SIP) e Rand Health Insurance Study (Rand HIS)*. WOOD-DAUPHINEE (1999) refere-se que o SF 36 parece ser a medida de estado de saúde mais largamente usada em todo o mundo atualmente. Esse mesmo autor acrescenta que a medida genérica mais recente é a da OMS, o WHOQOL, que tem a finalidade de medir a percepção dos indivíduos a respeito do impacto que as doenças causam na vida deles.

As medidas de preferência (*utility*), oriundas de teorias econômicas, são utilizadas em estudos de custo-utilidade, combinando duração e qualidade de vida, refletem as preferências dos pacientes para diferentes estados ou cenários de saúde, até mesmo a morte (EBRAHIM, 1995).

Os instrumentos específicos conseguem avaliar individualmente aspectos do estado de saúde próprios de uma área. Podem ser específicos para uma certa função (capacidade física, sono, função sexual), para uma doença como AIDS e câncer, para uma determinada população (idosos, jovens) ou para uma alteração específica como a dor (GUYATT et al., 1996). Os mais conhecidos são: *Functional States Index (FSI), Stanford Health Assessment Questionnaire (HAQ), Katz Activities of Daily Living (ADC)* e *American Rheumatism Association (ARA).*

GUYATT et al., (1996) discutem os pontos fortes e fracos dos instrumentos, suas vantagens e desvantagens. Segundo os autores, a escolha de um instrumento depende do objetivo do estudo e de sua adequação à população estudada.

Observamos que após os anos 1980, época em que se solidificou a base teórica do conceito de qualidade de vida, houve uma proliferação de instrumentos para avaliar bem-estar e qualidade de vida. A maior parte deles foi desenvolvida nos Estados Unidos ou na Inglaterra e traduzida para outras línguas.

Temos hoje mais de 800 instrumentos de Qualidade de Vida (TAMBURINI, 1998), porém, encontramos poucos validados no Brasil, o que restringe os estudos. Também não possuímos instrumentos genuinamente brasileiros para avaliar a qualidade de vida da população idosa. A partir da constatação da falta de um instrumento de avaliação de qualidade de vida com um enfoque transcultural, a Organização Mundial da Saúde desenvolveu uma metodologia única para sua criação. Inicialmente, foi criado o *World Health Organization Quality of Life* (WHOQOL – 100), instrumento composto por 100 questões. A necessidade de um instrumento mais curto fez com que a OMS desenvolvesse a versão abreviada, com 26 questões (o WHOQOL-ABREVIADO), que foi o instrumento por nós escolhido para este estudo.

Capítulo III
Os Idosos

Nas últimas décadas observou-se um nítido processo de envelhecimento da população em todos os países, tanto desenvolvidos quanto em desenvolvimento. A Organização das Nações Unidas (ONU) considera o período de 1975 a 2025 a *Era do Envelhecimento.*

Nos países em desenvolvimento, esse envelhecimento populacional foi ainda mais significativo e acelerado, destaca a ONU: enquanto nas nações desenvolvidas, no período de 1970 a 2000 o crescimento observado foi de 54%, nos países em desenvolvimento atingiu 123% (ALMEIDA et al., 2000).

A França dobrou sua proporção de idosos de 7% para 14% em 120 anos, taxa alcançada em 1970. O Japão teve o mesmo aumento em 26 anos, atingido em 1975. Segundo Kalache, apud CHAIMOWICZ 1998, o processo de envelhecimento da população brasileira está mais próximo do Japão – 27 anos, por volta de 2025 – do que da França. Porém, ao contrário de um Japão industrializado, econômica e politicamente estável, o Brasil experimentará, nos próximos anos, o envelhecimento extraordinariamente rápido de seus habitantes, mas em paralelo a grandes problemas de ordem infra-estrutural. Baixo nível educacional, enfermidades infecciosas ainda por controlar, falta de acesso a uma rede básica de serviços de saúde, carência no saneamento básico, problemas ambientais. Soma-se a essa lista o envelhecimento da população, desafio social dos tempos atuais e futuros. CHAIMOWICZ (1998), em seu livro *Os idosos brasileiros do século XXI – demografia, saúde e sociedade*, afirma que nossa população de idosos é ainda pequena. A fase de aumento rápido de sua proporção deverá se iniciar dentro de 10 ou 15 anos. No ano 2020, o País terá a sexta população de idosos do mundo – 33 milhões – correspondendo a quase 14% da população total: processo ao qual, segundo ele, a sociedade terá de se adaptar em pouco tempo.

O processo de "transição demográfica" – caracterizado pela diminuição significativa dos coeficientes de mortalidade e das taxas de fecundidade e natalidade – vem ocasionando o aumento da proporção de indivíduos idosos. A "transição demográfica" é acompanhada por mudanças da morbi-mortalidade, com aumento da incidência e prevalência de doenças crônicas e queda das doenças infecciosas, o que ocasiona crescimento do número de pessoas incapacitadas e dependentes de cuidados de longa duração, cujo processo denomina-se "transição epidemiológica".

São essas pessoas que ocupam a maior parte dos leitos hospitalares, em internações prolongadas e reinternações freqüentes, consumindo grande parte dos recursos destinados à área de saúde. Quando em atendimento ambulatorial, apresentam dificuldade de deslocamento para o hospital, gerando descontinuidade no tratamento, com o conseqüente agravamento dos problemas médicos e do aumento da incidência de internações (SILVESTRE, 1996).

Analisando os gastos em saúde efetuados pelas organizações administrativas de saúde (HMO) norte-americanas, CHRIS RAUBER (1999) aponta uma estrutura de gastos que destina 84% dos recursos para tratamento e recuperação e apenas 16% para prevenção dos agravos. Os portadores de doenças crônicas, embora correspondam a cerca de 20% dos clientes, consomem cerca de 80% dos recursos. (ALMEIDA et al., 2002). Lá gastava-se, em 1965, cerca de US$ 202 per capita/ano com serviços de saúde, ou 5,7% do Produto Interno Bruto (PIB); em 1994, já se consumia cerca de US$3.510 *per capita/* ano ou 13,7% do PNB. No Brasil, entre os anos de 1984 e 1991, a inflação medida em dólar foi de 47%, enquanto a inflação na saúde foi, neste mesmo período, de 154,8% ou seja, 3,3 vezes maior (NCHS, 1989; IBGE, 2000). (VERAS, 2002).

Utilizando-se os dados da amostra PNAD/98, ALMEIDA et al.,

(2002), analisaram o conjunto de doenças crônicas auto-referidas, comprovando-se a prevalência das doenças crônicas com o aumento da idade. A presença de doença crônica estava associada à má avaliação do estado de saúde e de restrição de atividade. A utilização dos serviços de saúde foi de 1,8 vezes entre os portadores de doenças crônicas, com um consumo significativamente maior do número médio de consultas.

Estudos internacionais têm demonstrado que as intervenções na assistência domiciliar equivalem a um terço do custo das intervenções realizadas em ambiente hospitalar (DUARTE, DIOGO, 2000). Uma pesquisa realizada no NADI por SANTOS.; ANDRADE (1999)[1], concluiu que a assistência no domicílio trouxe uma redução de 70% nos custos com diárias hospitalares.

Fica evidente que estas características especiais e peculiares dos idosos, em relação aos demais grupos etários, transformam seu cuidado em algo diferenciado e que precisa ser reformado pela implementação de novas concepções de assistência à saúde. É aí que surgem os programas de atendimento domiciliar, desenvolvidos nos âmbitos público e privado, como uma das alternativas para o enfrentamento da crise do setor saúde. Trata-se de buscar a expansão da assistência hospitalar, por meio da assistência domiciliar.

A "qualidade de vida na velhice" é uma meta a ser alcançada, adotando-se medidas e programas para que os idosos sejam vistos como um recurso valioso para a sociedade e não como um fardo, conforme afirmou o Diretor da Divisão de Desenvolvimento e Políticas Sociais da ONU, Johan Scholvinck, durante a 2ª Assembléia Mundial das Nações Unidas sobre o Envelhecimento, ocorrida em Madri, em abril de 2002 (*O Estado de S. Paulo,* 8/4/2002).

NERI (2001) destaca que a preocupação com "qualidade de vida na velhice" ganhou relevância nos últimos 30 anos, na medida em

---

1. SANTOS.; ANDRADE(1999) NADI/ ICHC. Racionalização de Custos em Assistência Domiciliar. [Trabalho apresentado no 3° Simpósio Brasileiro de Assistência Domiciliar, em mesa redonda, São Paulo, 2000]

que o crescimento do número de idosos e a expansão da longevidade passaram a ser uma experiência compartilhada por um número crescente de indivíduos vivendo em muitas sociedades. As questões que dizem respeito ao bem-estar físico, psicológico e social dos idosos interessam cada vez mais aos planejadores de política de saúde, educação, trabalho e seguridade social, assim como aos cientistas.

Os critérios atualmente em voga para a avaliação de qualidade de vida na velhice fazem parte da agenda de várias disciplinas científicas. Na Gerontologia Social predominam as associações entre qualidade de vida na velhice, satisfação e atividade. Na Psicologia, os mais comumente investigados são autocrenças de controle, autoeficácia e significado, bem como competência social e cognitiva e bem-estar subjetivo. Na Medicina, os critérios principais são longevidade, saúde e capacidade funcional. Na Bioética predominam avaliações sobre as possibilidades de autonomia e de respeito à dignidade oferecidas aos idosos pelo sistema social e pelos seus microssistemas.

Lawton, (1983) apud DUARTE (2000), define o *constructo* qualidade de vida na velhice como a avaliação multidimensional vinculada a critérios socionormativos e intrapessoais, a respeito das relações atuais, passadas e prospectivas entre o indivíduo maduro ou idoso e o seu ambiente.

Consideramos que avaliar a Qualidade de Vida do idoso portador de doença crônica, em estudo comparativo, abordando-o antes e após a assistência domiciliar, tem caráter inédito em nosso meio, em virtude dos escassos estudos realizados sobre o tema.

Capítulo IV
Um Estudo da Qualidade de Vida dos Idosos do Núcleo de Atendimento Domiciliar Interdisciplinar – NADI –

A pesquisa foi realizada com doentes idosos matriculados no Hospital das Clínicas da Faculdade de Medicina da Universidade de São Paulo, em atendimento no NADI, no período de 1º de fevereiro de 2000 a 1º de fevereiro de 2001. O Hospital das Clínicas da Faculdade de Medicina da USP é o maior complexo hospitalar da América Latina e um avançado centro de excelência e referência no desenvolvimento da tecnologia para a saúde, nos campos da assistência, ensino e pesquisa. Seu complexo hospitar conta com seis Institutos – Central, de Ortopedia e Traumatologia, de Psiquiatria, da Criança, do Coração e Radiologia, além dos Hospitais Auxiliares de Suzano e Cotoxó, Casa da AIDS e a Divisão de Medicina de Reabilitação, totalizando 2.200 leitos, em uma área de 320 mil m^2.

O Instituto Central do Hospital das Clínicas (ICHC) é o mais antigo instituto do complexo, atendendo 35 especialidades médicas e cirúrgicas. Possui 944 leitos.

Implantou, em abril de 1996, o Núcleo de Assistência Domiciliar Interdisciplinar – NADI, ligado ao Departamento de Clínica Médica desse Instituto. O NADI organizou-se de forma a receber doentes provenientes dos outros Institutos do Complexo, tendo feito uma parceria com o Instituto de Ortopedia e Traumatologia (IOT) e com o Instituto do Coração (INCOR), os quais passaram a encaminhar doentes para serem atendidos pelo NADI.

Está sediado no 4º andar do Prédio dos Ambulatórios, bloco 5, prédio anexo ao ICHC.

São encaminhados para essa sede do Núcleo os relatórios das Unidades do ICHC, do INCOR e do IOT para indicação de clientes para atendimento pelo NADI. Foi deste local que obtivemos a relação dos idosos admitidos pelo NADI para a constituição da nossa amostra.

O conceito que utilizamos para a realização desta pesquisa foi o da Organização Mundial de Saúde – OMS –, que define qualidade de vida como "a percepção do indivíduo de sua posição na vida, no contexto da cultura e dos sistemas de valores em que está inserido e em relação aos seus objetivos, expectativas, normas e preocupações" (THE WHOQOL Group, 1995). Essa definição da OMS remete-nos à importância de avaliar a qualidade de vida percebida pela pessoa em seu contexto próprio, de acordo com seus valores, objetivos, expectativas, normas e preocupações. Trata-se da valorização da opinião dos indivíduos e, por isso, é necessário ouvi-los.

Este é um conceito de qualidade de vida subjetivo e que vem ao encontro do que buscamos realizar neste estudo: identificar a qualidade de vida do cliente antes e depois do início da assistência em seu domicílio.

O que os idosos portadores de doenças crônicas avaliam das suas vidas?

O que é melhor e mais significativo para eles: serem assistidos intramuros ou extramuros, nos seus lares?

Interessou-nos, particularmente, a percepção que as pessoas idosas têm de seu envelhecimento – como forma até de contrapor a tendência que negligencia, muitas vezes, a atitude "positiva" dos idosos portadores de patologias crônicas frente à vida – permitindo-lhes reverem seus interesses, de modo a preservarem o que lhes parece essencial de acordo com o seu modo de viver.

O objetivo principal deste estudo foi o de comparar um grupo de idosos com doenças crônicas, antes e depois de ingressarem em um programa de assistência domiciliar, avaliando:

1. Qualidade de Vida em seus múltiplos domínios: físico, psicológico, meio ambiente, relações sociais e geral, domínios esses afetados por valores e expectativas indivi-

duais e coletivas, motivo pelo qual interessou-nos utilizar indicadores subjetivos.

2. Capacidade funcional – importante indicador na qualidade de vida do idoso para definir o grau de dependência no desempenho das atividades físicas e instrumentais da vida diária.
3. Percepções quanto à identidade, como uma maneira de transmitir "o ser, estar no mundo", abrangendo um conjunto de componentes individuais que os idosos estimam como importantes em suas vidas.

Objetivamos também conhecer as características institucionais dos idosos encaminhados para o programa de assistência domiciliar do NADI, ou seja suas procedências: do Instituto Central (ICHC) – ambulatório ou enfermaria – ou do Instituto do Coração (INCOR)ou do Instituto de Ortopedia e Traumatologia (IOT). Buscamos identificar as clínicas encaminhadoras do ICHC (Geriatria, Neurologia, Pneumologia, Clínica Médica, Hematologia).

A seguir interessou-nos apontar as características demográficas e socioeconômicas dos idosos do estudo assim como a sua distribuição segundo o número de diagnósticos e diagnósticos prevalentes.

Constituíram-se sujeitos desse estudo os clientes incluídos no programa de atendimento domiciliar do NADI, no período de 1º de fevereiro de 2000 a 1º de fevereiro de 2001, respeitando-se os critérios de inclusão estabelecidos para a definição da amostra.

O estudo contemplou idosos, portadores de doenças crônicas e que aceitaram participar, mediante consentimento pós-informado e escrito do cliente, em formulário próprio (termo de consentimento). Consideramos como idosos, clientes a partir de 60 anos (OMS apud PAPALÉO, 1996 a).

Os critérios considerados para a definição da amostra a ser estudada justificam-se pelas características apresentadas pelos doentes que foram atendidos ou se encontram em atendimento no NADI, nos seus cinco anos de funcionamento. Segundo JACOB FILHO (2000), entre os clientes admitidos no NADI, 73% têm mais do que 60 anos e, entre as enfermidades responsáveis pelo encaminhamento, 62% são crônicas e 35 % crônicas com alguma complicação aguda. As doenças agudas representavam apenas 3% dos casos, também coincidindo com a prevalência das doenças crônico-degenerativas da terceira idade. Quanto ao diagnóstico de encaminhamento, predominam os oncológicos (25%), neurológicos (20%) e cardiológicos (20%).

Foram excluídos da amostra os clientes que na avaliação da equipe médica do NADI apresentavam possibilidade de morte iminente, os que estavam impossibilitados para responderem à pesquisa (demenciados, confusos, afásicos) e os fisicamente debilitados.

Foram pesquisados 30 idosos admitidos no NADI no período da realização do estudo, de acordo com os critérios de inclusão, em dois momentos seqüenciais. O primeiro, quando indicados e aceitos para o programa de atendimento domiciliar. O segundo momento, dois meses após. Estabelecemos este critério de dois meses em virtude do alto número de óbitos dos clientes encaminhados para o NADI (média de 28,6%/ano nestes cinco anos de existência do programa).

Os idosos incluídos no estudo foram entrevistados no seu local de moradia.

Utilizamos o questionário intitulado "Banco de Dados", desenvolvido pelo Serviço Social do Complexo Hospital das Clínicas da Faculdade de Medicina da Universidade de São Paulo, para obtenção dos dados demográficos e socioeconômicos da amostra.

Para avaliar a qualidade de vida dos idosos, optamos pelo WHOQOL-ABREVIADO – versão em português – instrumento de avaliação de qualidade de vida da Organização Mundial da Saúde – OMS – composto por 26 itens, construído de forma transcultural. Foi traduzido para o português e validado por FLECK et al., (2000 b), adequando-se aos idosos da nossa amostra, por ser um instrumento genérico, breve e de fácil aplicação. Os dados obtidos por meio do WHOQOL-ABREVIADO foram tratados em função de cada domínio, pois nesse instrumento não se pode utilizar um "escore total" de qualidade de vida, já que ele foi desenvolvido a partir da premissa de que qualidade de vida é um *constructo* multidimensional, não cabendo a soma de itens referentes a diferentes domínios.

A capacidade funcional foi avaliada pela escala de atividade física e instrumental da vida diária "OARS" (Older American Resources and Services), destinada a medir o desempenho dos idosos nas atividades da vida diária nos aspectos físicos e instrumentais. Para os dados obtidos pelo "OARS", seguimos o instrutivo proposto por Gonçalves et al., (1999). Somamos as pontuações referentes às respostas às atividades instrumentais da vida diária (AIVD) e as transcrevemos para a escala "a". Fizemos o mesmo no item 2 – "atividades físicas da vida diária" (AFVD), transpondo a somatória dos pontos para a escala "b".

Para avaliar a percepção dos idosos quanto às suas identidades, utilizamos uma pergunta aberta: "Eu sou...", introduzida como complemento ao estudo, com a intenção de conhecer qualitativamente como os idosos se "identificavam" e como se "percebiam". Os depoimentos foram selecionados em categorias de análises e interpretados pela técnica da "história oral".

Foram realizados testes estatísticos para detectar diferenças entre os instrumentos aplicados nos dois momentos seqüenciais (antes e após o início do atendimento domiciliar).

1. Perfil dos Idosos do Estudo: Características Institucionais, Demográficas, Socioeconômicas e do Domicílio

Os dados coletados referem-se à aplicação dos instrumentos em uma amostra de 30 idosos admitidos no NADI, no período estipulado para o estudo, em duas fases: quando do início do programa de atendimento domiciliar e dois meses após a inclusão. Foram realizadas, portanto, 60 entrevistas, respeitados os critérios estabelecidos para elegibilidade para este estudo.

Conforme tabela 1, observou-se que dos idosos encaminhados para o programa de atendimento domiciliar do NADI, 66% vieram do Instituto Central (ICHC). Comparando esta procedência com a dos Institutos do Coração (INCOR) e do Instituto de Ortopedia e Traumatologia (IOT), observou-se uma diferença significativa.

Sessenta por cento dos idosos encaminhados para o NADI eram procedentes dos ambulatórios, enquanto que 40% estavam internados.

Comparando as unidades encaminhadoras, notou-se uma diferença de 20% entre os pacientes internados e em atendimento ambulatorial. Das clínicas do Instituto Central que enviaram os idosos para o NADI, destacaram-se a geriatria, com sete encaminhamentos (35%), e as clínicas médica geral e de neurologia, que mandaram 5 idosos cada uma, totalizando 50% dos encaminhamentos.

TABELA 1 – *Características Institucionais dos Idosos Participantes do Estudo em Relação a sua Inserção no Hospital – São Paulo – 2000*

VARIÁVEL	*CATEGORIA*	*N (%)*
Encaminhamentos		
	ICHC	20 (66%)
	INCOR	8 (27%)
	IOT	2 (7%)
Procedência dos Encaminhamentos		
	Ambulatório	18 (60%)
	Internação	12 (40%)
Unidades Encaminhadoras (ICHC)		
	Geriatria	7 (35%)
	Cl.Med.Geral	5 (25%)
	Neurologia	5 (25%)
	Pneumologia	2 (10%)
	Hematologia	1 (5%)

Quanto às características demográficas da amostra, percebeu-se pela tabela 2 que 57% dos idosos eram mulheres e 43% homens.

A idade média da amostra foi de 77 anos, estando compreendida entre a idade mínima de 64 e máxima de 101 anos. A maior parte dos idosos (33,30%) tinha entre 71 a 80 anos, seguida da faixa etária de 60 a 70 anos (30%).

A maior parte dos idosos era de casados (47%), seguidos por viúvos (40%) e solteiros (13%).

Oitenta e sete por cento eram da religião católica e houve uma diferença significativa quando comparamos esta religião (católica) com a espírita (10%) e a evangélica (3%).

Quarenta e um por cento nasceram no interior do Estado de São Paulo, enquanto 23% eram naturais da capital e 23% de outros Estados. Treze por cento dos idosos nasceram em outros países.

Os bairros de moradia dos idosos foram agrupados por regiões: Central, Oeste, Sul e Norte. Encontramos um total de 15 clientes residentes na zona do centro da cidade de São Paulo, correspondendo a 50%

da amostra do estudo. Sete idosos (23,3%) residiam na região Oeste, seis (20%) na região Sul e dois (6,7%) na região Norte da cidade.

TABELA 2 – ***Características Demográficas dos Idosos Participantes do Estudo – São Paulo – 2000***

VARIÁVEL	*CATEGORIA*	*N (%)*
Sexo		
	Feminino	17 (57%)
	Masculino	13 (43%)
Idade		
	64 – 70	9 (30%)
	71 – 80	10 (33,3%)
	81 – 90	8 (26,7%)
	91 – 101	3 (10%)
Estado Civil		
	Casado	14 (47%)
	Viúvo	12 (40%)
	Solteiro	4 (13%)
Religião		
	Católica	26 (87%)
	Espírita	3 (10%)
	Evangélica	1 (3%)
Naturalidade		
	SP Capital	7 (23%)
	SP Interior	12 (41%)
	Outro Estado	7 (23%)
	Outro País	4 (13%)
Região de moradia (bairro/ cidade de São Paulo)		
	Região Central	15 (50%)
	Região Oeste	7 (23,3%)
	Região Sul	6 (20%)
	Região Norte	2 (6,7%)
Escolaridade		
	Sem escolaridade	3 (10%)
	Fundamental Incompleto	18 (60%)
	Fundamental completo	4 (13,4%)
	Médio incompleto	1 (3,3%)
	Médio completo	1 (3,3%)
	Superior incompleto	1 (3.3%)
	Superior completo	2 (6,7%)
Vínculo Previdenciário		
	Sim	23 (77%)
	Não	23 (77%)

A escolaridade predominante (60%) correspondeu ao Ensino Fundamental incompleto, seguido do Ensino Fundamental completo (13,3%) e de pacientes sem escolaridade (10%).

Setenta e sete por cento possuíam vínculo previdenciário e recebiam o benefício da aposentadoria do Instituto Nacional de Seguridade Social (INSS).

Quanto às características socioeconômicas da amostra, a variável referente à renda média do idoso foi respondida por 23 deles, porque sete foram excluídos por não possuírem renda própria declarada (seis exerciam atividades domésticas e um era comerciante inativo). A renda média dos 23 idosos era de R$518,57, equivalente a 3,4 salários mínimos.

A renda mínima foi de R$ 136,00 e a máxima de R$ 3.000,00 (19,8 salários mínimos). Setenta e sete por cento recebiam benefícios de aposentadoria do INSS.

A renda média familiar foi de R$ 1.408,43 (9,3 salários mínimos), sendo a mínima de R$ 151,00 (um salário mínimo) e a máxima de R$ 6.946,00, correspondendo a 46 salários mínimos. O salário mínimo da época era de R$ 151,00.

TABELA 3 – ***Descrição da Renda Média Mensal, da Renda Média Familiar e da Renda Per Capita dos Idosos Participantes do Estudo – São Paulo – 2000***

Renda Média Do Idoso	**N = 23**
μ ± dp	518,57 ± 634,20
Mediana	260,00
Min-Max	136,00 – 3.000
Renda Média Familiar	**N = 30**
μ ± dp	1408,83 ± 1633,82
Mediana	868,25
Min-Max	151,00 – 6.946,00
Renda Per Capita	**N = 30**
Até 1 S.M. (até 151,00)	3
De 1 a 2 (> 151,00 – 202,00)	4
De 2 a 3 (> 202,00 – 453,00)	10
De 3 a 4 (> 453,00 – 604,00)	5
De 4 a 6 (> 604,00 – 936,00)	6
> 6 (> 936,00)	2

A renda média *per capita* foi de 3,5 salários mínimos, sendo a mínima de um salário mínimo e a máxima de 15.

Observou-se pela tabela 4 que 13 idosos (48,2%) informaram que apenas uma pessoa da família trabalhava. Em 33,3% das famílias, nenhuma pessoa trabalhava, e três pessoas não responderam a essa questão.

A maior parte dos idosos (67%) morava em casa própria. Quando comparamos quem morava em casa própria com quem residia em casa alugada (23%) e cedida (10%) notou-se uma diferença significativa.

TABELA 4 - ***Características Socioeconômicas dos Idosos Participantes do Estudo – São Paulo – 2000***

VARIÁVEL	*CATEGORIA*	*N (%)*
Nº de pessoas que trabalham	Nenhuma	9 (33,3%)
	Uma	13 (48,2%)
	Duas	2 (7,4%)
	Três	2 (7,4%)
	Quatro	1 (3,7%)
Propriedade do domicílio		
	Próprio	20 (67%)
	Alugado	7 (23%)
	Cedido	3 (10%)

Quanto às características dos domicílios da amostra, conforme a tabela 5, percebeu-se que a maior parte dos idosos (33,3%) residia em habitações com cinco cômodos, enquanto 23,3% moravam em domicílio com oito cômodos e em 13,3%, as residências possuíam seis cômodos.

Em 10 domicílios (33,3%) residiam três pessoas. Em nove (30%) duas e, em quatro (13,3%) o idoso possuía cuidador contratado ou que morava próximo à sua residência. Todas as residências possuíam infra-estrutura (água encanada, luz elétrica e rede de água e esgoto).

Estavam situadas na região central da cidade de São Paulo 60% das residências.

TABELA 5 – *Características do Domicílio dos Idosos Participantes do Estudo – São Paulo – 2000*

VARIÁVEL	*CATEGORIA*	*N (%)*
Nº de cômodos		
	Quatro	4(13,3%)
	Cinco	10 (33,3%)
	Seis	4 (13,3%)
	Sete	5 (16,8%)
	Oito	7 (23,3%)
Nº de habitantes por domicílio		
	Um	4 (13,3%)
	Dois	9 (30,0%)
	Três	10 (33,3%)
	Quatro	5 (16,8%)
	Cinco	1 (3,3%)
	Seis	1 (3,3%)
Infra- estrutura do domicílio		
	completa	30 (100%)

1.1. Características das Doenças dos Idosos da Amostra

Observou-se pela tabela 6 que, dos 30 idosos da amostra, 10 (33,3%) possuíam cinco diagnósticos associados, enquanto que oito (26,7%) tinham três diagnósticos, totalizando 60% dos pacientes.

Os diagnósticos foram coletados dos prontuários dos idosos assistidos pelo NADI, no período deste estudo, e contabilizados os diagnósticos de encaminhamento do serviço de origem e os novos diagnósticos feitos nas três primeiras visitas domiciliares.

Reunimos os diagnósticos por grupos de doenças.

Do total de diagnósticos, 50 pertenciam ao grupo de doenças cardiovasculares; 14, às neurológicas; 11, às metabólicas; oito, às pulmonares, cinco; às gastrointestinais e quatro ao aparelho locomotor, constituindo o grupo de diagnósticos prevalentes.

Deste grupo de doenças, ressaltaram-se diagnósticos que apareceram em maior número, tais como: hipertensão arterial sistêmica (18 diagnósticos), acidente vascular cerebral (oito diagnósticos), insuficiência cardíaca congestiva (sete diagnósticos), diabetes mellitus (sete diagnósticos), deficiência pulmonar obstrutiva crônica (sete diagnósticos), doença de Parkinson (sete diagnósticos).

TABELA 6 – ***Distribuição dos Idosos Participantes do Estudo Segundo Número de Diagnósticos Associados e Diagnósticos Prevalentes – São Paulo – 2000***

VARIÁVEL	*CATEGORIA*	*N (%)*
Diagnósticos associados		
	Um	1
	Dois	4
	Três	8
	Quatro	4
	Cinco	10
	Seis	1
	Sete	2
Diagnósticos prevalentes		
	Doença cardiovascular	50
	Neurológica	14
	Metabólica	11
	Pulmonar	8
	Gastrointestinal	5
	Aparelho locomotor	4
	Urológica	3
	Psiquiátrica	3
	Infectocontagiosa	3
	Nefrológica	3
	Hematológica	2
	Síndrome imobilidade	2
	Neoplásica	2
	Vascular	1

1.2. Dados Obtidos pelo Instrumento WHOQOL-ABREVIADO

DOMÍNIO 1- FÍSICO

As facetas constantes deste domínio são:

- ✓ Dor e desconforto
- ✓ Energia e fadiga
- ✓ Sono e repouso
- ✓ Atividades da vida cotidiana
- ✓ Dependência de medicação ou de tratamentos
- ✓ Capacidade de trabalho

Identificou-se diferença entre as médias da primeira fase (8,95) e da segunda (10,06), o que indicou que, após o atendimento domiciliar, os idosos apresentaram melhora neste domínio físico. Na figura 1, essa diferença é bem visualizada.

DOMÍNIO 2 – PSICOLÓGICO

As facetas constantes deste domínio são:

- ✓ Sentimentos positivos
- ✓ Pensar, aprender, memória e concentração
- ✓ Auto-estima
- ✓ Imagem corporal e aparência
- ✓ Sentimentos negativos
- ✓ Espiritualidade/religiosidade/crenças pessoais

Houve uma relação linear entre as fases 1 e 2, conforme demonstrado na figura 1.

DOMÍNIO 3 – RELAÇÕES SOCIAIS

As facetas constantes deste domínio são:

- ✓ Relações pessoais
- ✓ Suporte (apoio) social

✓ Atividade sexual

Não houve diferença significativa entre o antes e o depois neste domínio. Observando-se a figura 1, verificou-se que não houve alteração entre as médias da primeira fase (13,90) e da segunda (13,33), o que indicou que o tratamento domiciliar não modificou a satisfação com as relações pessoais (amigos, parentes, conhecidos, colegas), com o apoio que os idosos recebiam nem tampouco com a vida sexual.

DOMÍNIO 4 - MEIO AMBIENTE

As facetas constantes deste domínio são:

✓ Segurança física e proteção
✓ Ambiente no lar
✓ Recursos financeiros
✓ Cuidados de saúde e sociais: disponibilidade e qualidade
✓ Oportunidades de adquirir novas informações e habilidades
✓ Participação em/e oportunidades de recreação/ lazer
✓ Ambiente físico (poluição/ruído/trânsito/clima)
✓ Transporte

Não foram observadas diferenças significativas entre o antes e o depois neste domínio.

A figura 1 apontou uma melhora na fase após a assistência domiciliar, demonstradas pelas médias 12,42 (antes) e 13 (após), ou seja, em casa o paciente avaliava o seu ambiente físico como melhor do que o do hospital.

GERAL – QUESTÕES 1 e 2

As questões gerais que avaliam qualidade de vida abordam:

✓ Como o entrevistado avalia a sua qualidade de vida (questão 1)
✓ Grau de satisfação com a sua saúde (questão 2)

Conforme a figura 1, observou-se que, apesar de tender a uma melhora após a assistência domiciliar, não se identificou uma diferença significativa entre o antes e o depois da assistência domiciliar.

A diferença obtida após a assistência domiciliar nas facetas: 1 – "Como você avaliaria a sua qualidade de vida?" e 2 – "Quão satisfeito(a) você está com a sua saúde?", indica que a participação no programa de Assistência Domiciliar do NADI alterou, para melhor, a percepção do idoso quanto à sua qualidade de vida e à satisfação com a saúde.

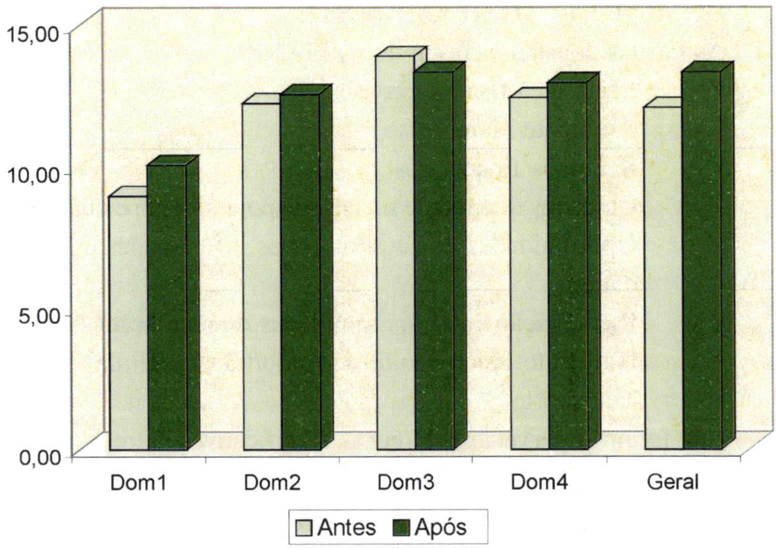

Figura 1 – ***Médias dos Domínios do WHOQOL-ABREVIADO antes e após a assistência domiciliar – São Paulo -2000***

Onde: Dom. 1 – Domínio Físico
Dom. 2 – Domínio Psicológico
Dom. 3 – Domínio Relações Sociais
Dom. 4 – Domínio Meio Ambiente
Geral – Domínio Geral

1.3. Dados Obtidos pela Escala de Atividade Física e Instrumental da Vida Diária do "OARS"(Older Americans Resources And Services)

Esta é uma escala destinada a avaliar o grau de dependência do idoso no desempenho das atividades da vida diária, nos aspectos físico e instrumental.

Com relação à amostra desse estudo, idosos portadores de doenças crônicas, com história de múltiplas internações e tratamento prolongado, com dificuldades físicas para comparecimento aos retornos ambulatoriais e participantes do programa de tratamento domiciliar do NADI, consideramos necessário avaliar a sua capacidade funcional, até porque esse é o indicador mais importante para medir a saúde do idoso.

Na atividade instrumental da vida diária (AIVD), não houve diferença significativa entre o antes e o após a assistência domiciliar.

Observando as médias das fases antes (4,37) e após (4,67), pudemos concluir que os idosos que participaram deste estudo estavam mais incapacitados, nas suas atividades instrumentais da vida diária, ou seja, conforme o instrutivo de avaliação desta escala, a baixa pontuação foi indicativa de incapacidade.

Os doentes necessitavam de ajuda ou foram incapazes de usar o telefone, ir a lugares distantes que exigiam o uso de condução, fazer compras, preparar as próprias refeições, limpar e arrumar a casa, tomar medicamentos receitados e lidar com as próprias finanças (figura 2).

Na atividade física da vida diária (AFVD), as médias da fase pré (8,50) e da fase posterior à assistência domiciliar (10,10), indicaram que os pacientes estavam mais independentes nas atividades físicas da vida diária, havendo uma pequena melhora na fase em que os idosos estavam participando do programa de atendimento domiciliar do NADI. Essa independência foi obtida pela somatória dos pontos correspondentes às respostas às perguntas: tomar refeições, vestir-se e tirar as roupas, cuidar da aparência, locomover-se, deitar-se e levantar-se da cama, tomar banho, problemas para chegar ao banheiro (figura 3). Pelas médias das duas fases, observou-se que os idosos desempenhavam as atividades físicas da vida diária sem ajuda ou com algum auxílio.

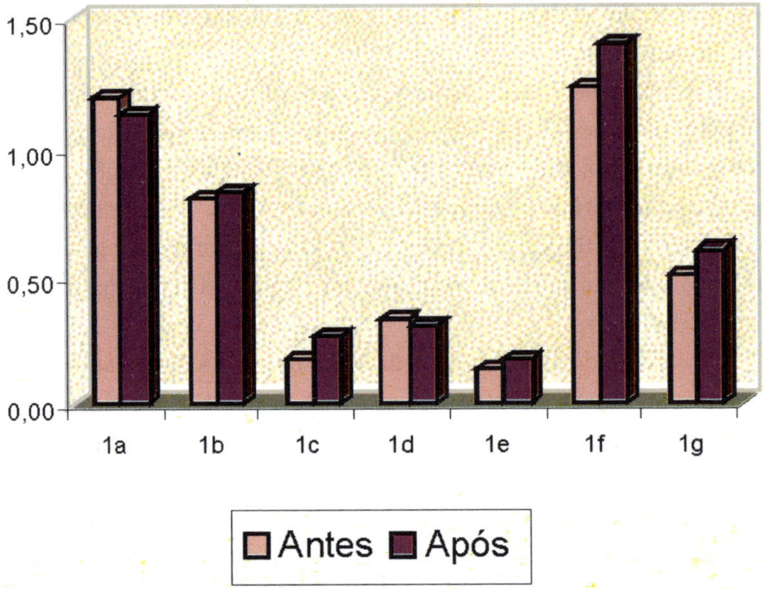

Figura 2 – *Médias das dimensões da Atividade Instrumental da Vida Diária –AIVD do "OARS" antes e após a assistência domiciliar – São Paulo – 2000*

DIMENSÕES

1 a - Uso do telefone	1 d - Preparar a própria refeição
1 b - Ir a lugares distantes que exigem tomar condução	1 e - Fazer limpeza e arrumação da casa
1 c - Fazer compras	1 f - Tomar medicamentos receitados
	1 g - Lidar com as próprias finanças

Nesta figura, estão apresentadas as médias obtidas em cada uma das dimensões da atividade instrumental da vida diária – AIVD, nas duas fases, indicando diferença entre as fases antes e após a assistência domiciliar nas dimensões: 1b., 1c., 1e., 1f. e 1g.

A dimensão 1f. (tomar medicamentos receitados) destacou-se como a mais alta das dimensões e a 1e. (fazer limpeza e arrumação de casa) como a mais baixa.

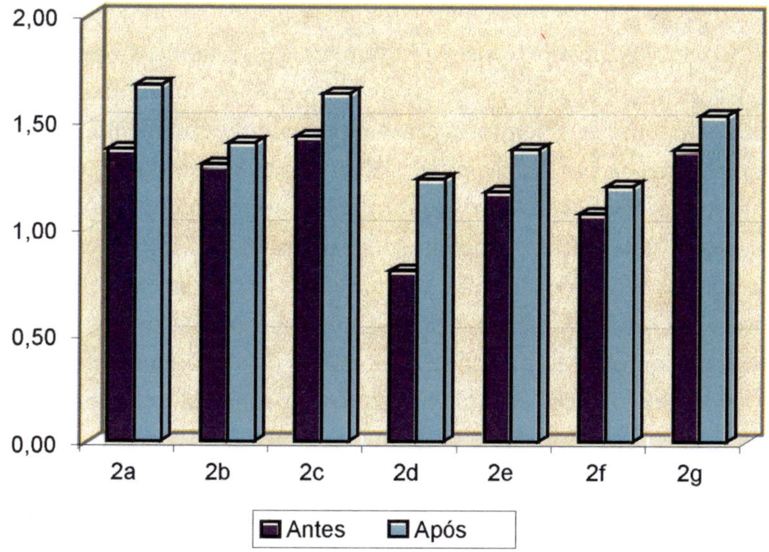

Figura 3 – ***Médias das dimensões da Atividade Física da Vida Diária – AFVD do "OARS" antes e após a assistência domiciliar – São Paulo – 2000***

DIMENSÕES

2 a – tomar refeições	2 e – deitar-se e levantar-se da cama
2 b – conseguir vestir-se e tirar as roupas	2 f – tomar banho
2 c – cuidar da aparência	2 g – conseguir chegar em tempo ao banheiro
2 d – locomover-se	

Observando-se a figura 3, verificou-se aumento em todas as dimensões, tanto antes como após a assistência domiciliar, o que revelou que a participação no programa de atendimento domiciliar do NADI propiciou que o paciente ficasse mais capacitado e, portanto, mais independente de seus cuidadores quando atendido no seu domicílio.

1.4. Complemento a Frase "Eu Sou...".

Entrevistamos 30 idosos (17 mulheres e 13 homens), perfazendo um total de 53 entrevistas, uma vez que sete deles (cinco mulheres e dois homens) nos forneceram apenas um depoimento. Quatro completaram a afirmação proposta na segunda entrevista, ou seja, dois meses após iniciado o atendimento pela equipe do NADI, enquanto os outros três o fizeram só na primeira. Tal fato ocorreu em virtude das condições físicas e psíquicas dos informantes, impeditivas para a realização das entrevistas. Os que estavam fisicamente debilitados ou confusos ao iniciarem o programa de atendimento domiciliar puderam fornecer seus depoimentos na segunda entrevista. Dos três idosos (dois homens e uma mulher) que não tiveram condições para informar na segunda entrevista, dois estavam debilitados fisicamente, enquanto o terceiro foi impedido pela cuidadora (filha), por ter ficado deprimido logo após a primeira entrevista (quando fez uma retrospectiva de sua vida).

A entrevista foi dirigida a partir da proposta feita pela entrevistadora, de complementar a frase iniciada por "Eu sou...", após o que o narrador ficou livre para decidir o que dizer. Houve duas entrevistas de média duração (cerca de dez minutos), e as demais foram breves (média de cinco minutos). O encerramento dos depoimentos ficou a cargo dos idosos. As respostas dos informantes foram registradas integralmente, no mesmo momento em que elas eram lidas, para que eles validassem o seu conteúdo, concordando com ele, complementando-o ou corrigindo-o.

Para a análise dos dados, buscamos os mais significativos revelados pela pesquisa, os núcleos temáticos mais persistentes na análise das falas dos sujeitos. Os integrantes do grupo foram separados por sexo e reunidos em categorias.

Como o objetivo geral foi o de pedir que os idosos se identificassem, para analisar como se configurava a sua identidade com a sua qualidade de vida, um dos objetivos específicos foi o de "identificar o significado da atribuição dada pelo idoso à sua identidade".

Seguindo essa linha, trabalhamos com a categoria geral de identidade, estabelecida previamente à coleta dos depoimentos, entendida no seu sentido etimológico como "conjunto de caracteres próprios e exclusivos de uma pessoa: nome, idade, estado civil, profissão, sexo, defeitos físicos, impressões digitais, etc" (HOLANDA-FERREIRA, 1975).

Após o trabalho de campo, estabelecemos outras categorias (emergentes), a partir das falas dos idosos e as comparamos nos dois momentos seqüenciais do estudo.

1. Categoria "Identidade"

1.1. Nome como expressão de identidade

Quatro idosos (dois homens e duas mulheres) identificaram-se pelo nome e uma mulher fez referência à sua filiação, após identificar-se pelo nome.

1.2. Idade como expressão de identidade

Dois clientes (um homem e uma mulher) denominaram-se idosos. O homem, após referir-se a si mesmo como idoso, completou com a idade que possuía ("Sou uma pessoa idosa, com 85 anos feitos"). A mulher disse: "Sou idosa e aposentada".

1.3. Estado civil como expressão de identidade

Um homem identificou-se como viúvo e, uma mulher, verbalizou: "Casei-me, tive três filhos...".

1.4. Profissão/Trabalho como expressão de identidade

Os homens principalmente (sete deles), apesar de inativos e aposentados, fizeram referência ao trabalho: Sou industriário/ Sou trabalhador/ Não sou vagabundo/ Sou profissional honesto/ Sou um profissional que trabalhava na G. Aronson / Sou um homem que espera ainda ser útil à sociedade / Sou triste por não poder trabalhar.

Uma mulher disse ser aposentada e outra disse não ser trabalhadora por conta da doença.

1.5. Sexo como expressão de identidade

Apenas um depoente homem assim se identificou: "Sou um homem", na segunda entrevista, após dois meses em que se encontrava em atendimento pelo NADI. Completou: "Sou um homem, doente crônico", o que nos levou a inferir que ele se considerava um homem doente.

1.6. Defeitos físicos como expressão de identidade

Apesar de não termos tido clientes nesta categoria, alguns depoimentos retrataram o quanto eles se sentiam diferentes em relação a outros idosos, como por exemplo, um deles identificou-se como sendo paraplégico, citando a seguir por quantos anos era paraplégico. Dois homens identificaram-se como inválidos e também uma mulher. Uma depoente manifestou sentir saudades de sair sozinha, porque se encontrava em situação de total dependência.

Ressaltamos que essas são as leituras dos sujeitos do estudo, embora não as consideremos como defeitos físicos.

2. Categorias Emergentes

2.1. Categoria: Doença

Três homens e seis mulheres identificaram-se pela doença, utilizando-se sempre de uma outra categoria de identificação com a doença: Sou um doente crônico/ Sou uma pessoa que está doente/

Sou um ser humano como outro qualquer que estou doente/ Sou uma pessoa que está doente/ Agora um nada por causa da minha doença/ Não tenho felicidade porque estou doente/ Eu não sou doente, eu estou doente.

Apenas dois depoentes utilizaram esta categoria isolada: Eu sou doente/ Sou uma paciente.

Das categorias emergentes que se referiram à identidade, esta foi a mais significativa, totalizando nove idosos cuja identidade foi a doença, representando 17% do total dos depoimentos.

2.2. Categoria: Sentimentos com relação à vida

Dois depoentes homens fizeram menção diretamente à vida: "Estou de bem com a vida", "Sou uma pessoa com vontade de viver".

2.3. Categoria: Valores culturais

Incluímos nessa categoria os valores considerados como fundamentais da cultura ocidental contemporânea, bem como os que são considerados como desviantes em relação a esse padrão.

Surgiram os valores de honestidade, de inutilidade/invalidez por conta da doença, de pobreza (em três depoimentos), de aposentadoria e de religiosidade (em dois depoimentos: Tenho uma boa família, graças a Deus/ Sou feliz , graças a Deus).

2.4 . Categoria: Processos psicológicos

Consideramos como processos psicológicos as emoções expressas, manifestações de subestima, de aceitação, de rejeição, significação de força e de fraqueza, reveladas nas mensagens de pessimismo e de otimismo.

Ser feliz, estar feliz foi um depoimento dado por oito mulheres e por um homem. Apenas uma mulher explicou porque era feliz, explicando que era bem-tratada.

Outras mensagens de otimismo foram: ser alegre, ser vencedor, ser determinada, ser bastante lúcida, significando força.

No outro extremo, obtivemos mensagens de pessimismo: Não ter felicidade por estar doente/ Necessitar de ajuda para tudo/ Sentir muita dor e ter depressão por causa das dores/ Sentir-se sozinha e abandonada/ Não fazer nada/ Ser um zero à esquerda, um nada por causa da doença)/ir se arrastando pela vida. Essas mensagens podem ser compreendidas como manifestação de fraqueza e de subestima e foram mais freqüentes entre as mulheres (seis). Três homens manifestaram mensagens de pessimismo.

2.5. Categoria: Relações familiares

Oito idosos destacaram a importância da família. Um (homem) referiu-se à família como maravilhosa, adorada e que o amparava diuturnamente. Os demais, quatro homens e três mulheres, depuseram: Ser bem tratado pela família/ Ter esposa/ Ter filhos/ Ter tido companheira/ Ter orgulho dos filhos/ Ser preocupada com a família e ser feliz por ter uma boa família.

Analisamos as diferenças entre os depoimentos da primeira entrevista (antes da indicação para o NADI) e da segunda, realizada dois meses após o início do programa. Entre os vinte e três idosos que as responderam nas duas fases, constatamos que quando houve melhora no estado físico deles, o depoimento acompanhou essa fase, sendo mais otimista (ocorreu em três homens e seis mulheres), como por exemplo, o idoso que na primeira entrevista se identificou como paraplégico há x anos, na segunda identificou-se como um homem. No entanto, a maior parte dos clientes (14) apresentou um depoimento linear entre as duas fases da entrevista. As mulheres apresentaram depoimentos otimistas e os homens referiram-se ao trabalho embora estivessem aposentados. Em seis depoimentos (quatro homens e duas mulheres) houve piora na fase posterior à assistência domiciliar.

Em suma, os depoimentos revelaram que os idosos da nossa amostra, na fase de vida em que se encontravam, gravemente enfermos, identificaram-se com as doenças de que eram portadores, o que indica a importância do domínio saúde na vida deles. A doença invadiu de tal forma a subjetividade dos idosos que acabou por indiferenciá-los enquanto sujeitos.

Se nos pedissem para contar uma história destes idosos, poderíamos narrá-la desta maneira.

Era uma vez... Um grupo de trinta idosos, com idade média de 77 anos, portadores de doenças crônicas, em atendimento pelo Núcleo de Assistência Domiciliar Interdisciplinar (NADI), do Instituto Central do Hospital das Clínicas da Faculdade de Medicina da Universidade de São Paulo, os quais, no período de fevereiro de 2000 a fevereiro de 2001 foram eleitos para participar do estudo "Assistência Domiciliar: Diferencial na Qualidade de Vida do Idoso Portador de Doença Crônica".

Solicitados a se identificarem por meio do complemento à frase iniciada por: "Eu sou...", esconderam-se na doença, desculparam-se por estarem inativos, dependentes dos seus cuidadores. Muitos revelaram estar felizes, especialmente as mulheres. Por quê? Qual é o conceito de felicidade para esses sujeitos? Seria ter cumprido um papel social "com honestidade", "ser cumpridora dos deveres", "ter uma boa família", "ser determinada", "não ir para o hospital?".

Alguns estavam presos ao passado (sou trabalhador da indústria, sinto saudades de sair sozinha, tive uma boa companheira), quase que se escudando naquele tempo de vida; outros, solitários, tristes, consideravam-se inúteis. Mas a esperança estava presente: de melhorar a saúde e ainda ser útil à sociedade.

Capítulo V
Discussão das Revelações dos Idosos

Estudar a qualidade de vida da população de pacientes idosos portadores de doenças crônicas, antes e depois de incluídos no NADI, por um período de doze meses (de fevereiro de 2000 a fevereiro de 2001), revela-se como a culminação de um antigo anseio e, portanto, como um primeiro desafio vencido.

Mesmo reconhecendo a importância de estudar a qualidade de vida em sua relação com a saúde, interessou-nos desde o início ampliar o conceito, de forma a contemplar o ser humano em sua totalidade. A literatura sobre o assunto no campo da saúde valoriza a relação *Health Related Quality of Life* e o estado subjetivo da saúde *Subjective Health Status*, como conceitos afins centrados na avaliação subjetiva do paciente. WILLIAMS (1996), em estudo sobre "Perspectiva de Qualidade de Vida e Cuidados para Pessoas Idosas", aponta para a importância da relação entre qualidade de vida e qualidade do cuidado, especialmente na população de idosos, preconizando que, quando ocorrem eventos que levam à perda da qualidade de vida, como no caso das doenças, é necessário considerar a presença de múltiplos fatores (físicos, psicológicos, sociais, econômicos, espirituais), o que vem reforçar a nossa opção pela ampliação do conceito.

Conhecer o ponto de vista do cliente quanto à sua qualidade de vida foi o critério por nós estabelecido como orientação e ao qual nos mantivemos fiéis, apesar das dificuldades encontradas durante o estudo.

Desvelar a "vida" dos pacientes conhecê-los na intimidade dos seus lares, partilhar dos momentos de reflexão, alegria e tristeza que a pesquisa proporcionou, mostraram-nos ser possível avaliar quantitativamente um conceito subjetivo. Avaliar a qualidade de vida percebida pela pessoa, além de contemplar a experiência de vida dos indivíduos, pressupõe o entendimento do significado que eles atribuem a essas experiências.

Os sujeitos desse estudo foram encaminhados para o NADI, em 60% dos casos, pelos ambulatórios das clínicas do Instituto Central do Hospital das Clínicas da FMUSP. Acredita-se que esse fato seja em decorrência de o NADI estar localizado nesse Instituto, sendo, portanto, mais conhecido. A clínica de Geriatria destaca-se como a que realizou maior número de encaminhamentos (35%), em virtude da característica de sua clientela ser constituída de idosos e dependentes. O segundo maior número de encaminhamentos (27%) foi do Instituto do Coração, em função de convênio realizado com o NADI.

A amostra estudada possuía um perfil demográfico e socioeconômico que a caracteriza como: idosos do sexo masculino e feminino, com idade média de 77 anos, casados e viúvos, católicos, naturais do interior do Estado de São Paulo, com escolaridade do Ensino Fundamental incompleto e previdenciários. Residiam na região central da cidade, possuíam imóveis próprios, sendo casa ou apartamento. A maioria das habitações possuía cinco cômodos e tinha infra-estrutura completa e, na maior parte delas, residiam três pessoas. A renda média dos idosos era de 3,4 salários mínimos; a renda familiar de nove salários mínimos; e a renda *per capita* de 3,5 salários mínimos; sendo que em 48,2% dos casos apenas uma pessoa da casa trabalhava.

As características apresentadas pela amostra do estudo ratificam dados encontrados em outros estudos, como o realizado por CHAIMOWICZ (1998): *Os Idosos Brasileiros no Século XXI – demografia, saúde e sociedade*, que demonstra que a proporção de mulheres brasileiras idosas é muito superior à dos homens, como resultado das maiores taxas de mortalidade dos homens em praticamente todas as faixas etárias. Desde a década de 1960, as taxas de crescimento da população idosa feminina (3,9% entre 1980 e 1991) têm sido superiores às da masculina da mesma idade (3,4% no período).

Dos trinta idosos da amostra deste estudo, 57% eram mulheres e 43% homens, apresentando uma diferença discreta, porém com vantagem para as mulheres. Do total de idosos atendidos pelo NADI nos seus 5 anos de funcionamento, 63% foram de mulheres, aumentando a diferença em relação à amostra.

CHAIMOWICZ (1998) relata que a maior expectativa de vida das mulheres não corresponde a uma maior qualidade de vida, uma vez que as mulheres, ao viverem mais do que os homens, ao se tornarem viúvas têm maior dificuldade para se casar novamente. Segundo ele, elas vivem mais sós, têm menores níveis de instrução e renda e maior freqüência de queixas de saúde.

Os dados dos sujeitos deste estudo confirmam as afirmações de Chaimowicz, na medida em que, dos 12 idosos viúvos da amostra, sete eram mulheres, as quais viviam com os filhos(as); quatro delas eram pensionistas, recebendo um salário mínimo, uma recebia dois salários mínimos e, as outras duas, tinham renda de três e quatro salários mínimos, proveniente de benefícios previdenciários. Na residência de duas dessas viúvas, as famílias sobreviviam com o seu benefício, uma vez que ninguém trabalhava na casa. Três delas não tinham escolaridade e quatro tinham o curso fundamental incompleto.

Chama a atenção o dado obtido: 41% dos sujeitos da amostra eram naturais do interior do Estado de São Paulo, 23% de outro Estado e 13% de outro país, totalizando 77% de migrações/imigrações ocorridas para São Paulo, o maior centro urbano do País. Os idosos de hoje foram os jovens que emigraram há algumas décadas e hoje envelhecem, nos grandes centros urbanos, em condições financeiras tão ruins quanto aquelas que no passado motivaram a migração (CHAIMOWICZ 1998).

A concentração dos sujeitos do estudo na região central da cidade de São Paulo propiciou-lhes boas condições de infra-estrutura habitacional (ruas asfaltadas com rede de água, esgoto e luz elétrica).

A equipe interdisciplinar do NADI realizou uma pesquisa para demonstrar as regiões de moradia dos idosos como área proposta para atendimento pelo Núcleo (raio de 15 quilômetros do hospital). Também nesse estudo, a região de maior concentração de moradia foi a região central (ANDRADE et.al., 2000)[1] Esse dado condiz com a realidade apontada pelo Mapa da Exclusão Social da Cidade de São Paulo (SPOSATI, 1995)[2]. Para sua autora, a região central possuía em 1995, 6,57% de idosos, considerando-se o total da população da região, reunindo as melhores condições de saúde. Setenta e dois por cento da população tinham acesso aos serviços da rede básica e níveis de renda considerados satisfatórios. Setenta e oito e meio por cento da população recebiam acima de 10 salários mínimos.

SPOSATI (2001), em outro estudo, "Cidade em Pedaços", ressalta a importância do lugar como componente de vida. "Ter um lugar, ter um endereço, ter residência, ter domicílio, ser encontrável, são condições básicas para a vida urbana. É requisito de cidadania". No entanto, chama a atenção para o fato de que ser dono de imóvel não implica ter melhor qualidade de vida (60% dos idosos deste estudo possuíam residência própria).

Quanto à escolaridade, CHAIMOWICZ (1998) afirma que em 1996, 63% dos indivíduos com 60 anos ou mais tinham menos de quatro anos de estudo. A situação das mulheres idosas é pior do que a dos homens, refletindo a menor oportunidade de freqüentar escolas há algumas décadas. Para este autor, a valorização profissional torna-se difícil em parte em virtude das condições de alfabetização da população.

A escolaridade dos sujeitos deste estudo confirma os dados apresentados por Chaimowicz, uma vez que 60% da amostra possuíam curso fundamental incompleto e 10% não tinham escolaridade, totalizando 70% com menos de quatro anos de estudo. As mulheres foram as que apresentavam menor escolaridade entre esses 70%. As

---

1. ANDRADE et al., (NADI do ICHC). Indicadores Sociais como Subsídio para a Assistência Domiciliar. [Pôster apresentado no 3° Simpósio Brasileiro de Assistência Domiciliar, São Paulo, 2000].

2. SPOSATI, A. (Núcleo de Estudos de Seguridade e Assistência Social, Pontifícia Universidade Católica de São Paulo). Mapa da Exclusão Social da Cidade de São Paulo. [Publicado na *Folha de S.Paulo* de 26/11/1995].

profissões dos sujeitos da amostra eram prendas domésticas, comércio e serviços. Atualmente, os idosos estavam inativos, aposentados ou pensionistas.

Os levantamentos realizados pelas assistentes sociais do NADI revelaram que, da população atendida pelo Núcleo, 85,71% possuíam renda *per capita* variando entre um a quatro salários mínimos, o que coincide com os dados obtidos neste estudo. A amostra possuía renda média *per capita* de 3,5 salários mínimos.

CHAIMOWICZ (1998) pontua que o baixo poder aquisitivo é uma das características marcantes da população idosa no Brasil. Aposentadorias e pensões constituem sua principal fonte de rendimentos. Se por um lado o número de benefícios concedidos a cada ano é crescente, por outro, as despesas médias com o pagamento desses benefícios pela Previdência vêm apresentando, com raras exceções, variações negativas. Em 1998, quase 90% dos idosos aposentados no Brasil recebiam benefícios de até 2,5 salários mínimos. Na amostra desse estudo, a renda média dos idosos foi de 3,4 salários mínimos e também é proveniente de aposentadorias e pensões.

SETIÉN (1993) destaca a renda como um dos indicadores sociais de qualidade de vida e reforça o econômico como necessidade, na medida em que a renda, como reflexo da produção de bem-estar, satisfaz as necessidades dos indivíduos, tanto as universais quanto as de segurança e proteção. Segundo a autora, na sociedade em que vivemos, na qual as posses são tão importantes, em que o valor dos homens se mede em muitos casos pelo que têm, também as necessidades de auto-estima, prestígio, posição, reconhecimento por parte dos demais, podem ser satisfeitas com a aquisição de bens econômicos. Ela diz ainda que o consumo *per capita* é um indicador muito utilizado para medir essa dimensão, uma vez que traduz a quantidade que cada indivíduo destina ao consumo por um período determinado, geralmente anual. Esse consumo, para Setién, refere-se a bens e serviços e se obtém mediante os gastos anuais a ele destinados, distribuídos em nove itens:

1. Alimentação, bebidas e cigarro
2. Roupas e calçados
3. Habitação
4. Móveis e serviços para o lar
5. Serviços médicos e conservação da saúde
6. Transporte e comunicações
7. Ensino e cultura
8. Outros bens e serviços
9. Outros gastos

Os sujeitos deste estudo concentraram o seu consumo (gastos) no primeiro item: alimentação, e no quinto: serviços médicos e conservação da saúde, estando ambos diretamente relacionados, uma vez que uma alimentação adequada é importante para a conservação da saúde.

Os idosos portadores de doenças crônicas da amostra, beneficiários do SUS, recebiam tratamento gratuito pelo NADI do Hospital das Clínicas, incluindo os medicamentos disponíveis na farmácia da instituição. No entanto, a família precisava adquirir itens complementares ao tratamento como artigos de higiene, aluguel de equipamentos hospitalares, remédios não fornecidos pelo Hospital das Clínicas e dietas especiais prescritas pelas nutricionistas, de acordo com cada doença e sua evolução.

As famílias apresentaram dificuldades econômicas para suprir as necessidades dos idosos, uma vez que, em 48,2% dos casos, apenas uma pessoa trabalhava, precisando recorrer à ajuda de outros familiares e de recursos da comunidade para provê-los do necessário.

O item três apontado por Setién: habitação, requereu poucos gastos, uma vez que 67% dos idosos da amostra eram proprietários dos seus domicílios, adquiridos há muitos anos, quando tinham vida produtiva. É importante ressaltar que em 60% das residências próprias, os idosos abrigavam filhos, netos, noras, genros, em conseqüência da situação de desemprego ou sub-emprego em que vive a classe trabalhadora brasileira.

Observa-se que eram residências com cinco a oito cômodos (56,6%), que comportavam de dois a três habitantes por domicílio (63,3%), com infra-estrutura completa. Os sujeitos deste estudo ocupavam um cômodo do domicílio, dividido apenas com o cuidador (a).

Para SETIÉN (1993), a habitação é um dos indicadores sociais de qualidade de vida, sendo conceituada como "todo recinto estruturalmente separado e independente, que esteja concebido para ser habitado por pessoas".

Pontua as condições de habitação por meio dos seguintes indicadores: espaço interno, acesso a espaços externos, elementos básicos de conforto, proximidade de certos serviços, exposição a contaminantes atmosféricos e a ruídos. Ressalta que a habitação forma parte de um conjunto de aspectos da vida das pessoas e recomenda como meta de maior "Qualidade de Vida", dispor de uma habitação digna e adequada, o que encontramos neste estudo.

As características socioeconômicas apresentadas pelos sujeitos do estudo coincidiram em muitos aspectos com duas pesquisas realizadas pela Coordenadoria de Atividades do Serviço Social (CASS) do Complexo HC-FMUSP, sobre o perfil demográfico e socioeconômico dos pacientes ambulatoriais que demandaram ao complexo HC. A primeira delas foi realizada em 1988 (ALBUQUERQUE et al., 1989) e, a segunda, em 1993 (ALBUQUERQUE et al., 1993)[3]. Os dados deste estudo e das pesquisas realizadas pela CASS apontaram para uma situação patrimonial (habitação adequada, casa própria), que representava uma situação econômica que muitas vezes não correspondia à atual situação de liquidez financeira da família. Os clientes possuíam uma casa adquirida em outros tempos, época em que havia estabilidade econômica e facilidade de financiamento pelo Sistema Financeiro da Habitação-

3. ALBUQUERQUE et al., (Coordenadoria das Atividades do Serviço Social – CASS) do HC da FMUSP – Perfil Demográfico e Socioeconômico dos Pacientes Ambulatoriais que Demandam aos Ambulatórios do Complexo HC/FMUSP. [Relatório conclusivo da pesquisa] São Paulo, 1993.

SFH. Apesar de os idosos do estudo possuírem imóvel próprio, ficou visível a dificuldade de manutenção dele em função da diminuição da renda, do aumento da despesa e da impossibilidade de alteração da situação.

Ainda como indicador de "Qualidade de Vida" apontado por SETIÉN (1993), a religião surge como uma das áreas de necessidades, tendo caráter individual e social, já que o homem tem a necessidade de um marco de orientação para subsistir, e requer uma explicação de mundo natural e social para atuar de acordo com valores e objetivos definidos, isto é, necessita um sentido.

Durkheim, apud SETIÉN (1993), define a religião como "um sistema solidário de crenças e práticas relativas às coisas sagradas [...], crenças e práticas que unem em uma mesma comunidade moral, chamada Igreja, a todos aqueles que aderem a elas" (Durkheim, 1982: 42).

A identificação religiosa dos sujeitos deste estudo foi com a religião católica (87%), seguindo a tendência da população brasileira que se autoqualifica como católica (82,34 % do total da população, segundo Censo do Instituto Brasileiro de Geografia e Estatística – IBGE – 1991).

Além das características institucionais, demográficas e socioeconômicas dos sujeitos deste estudo, torna-se importante caracterizar as suas doenças.

Para ANDRADE et al., (2000)[4], a qualidade do atendimento está diretamente relacionada com a capacidade de identificar os problemas enfrentados pelo paciente, sendo o diagnóstico uma das etapas fundamentais. Todos os pacientes atendidos pelo NADI possuem, em seus prontuários, dados sobre os diagnósticos e intercorrências, com as suas respectivas épocas de detecção.

Nessa pesquisa, após consulta aos prontuários, identificou-se como prevalentes as doenças cardiovasculares, neurológicas, metabólicas e pulmonares, coincidentes com estudos anteriores realiza-

4. ANDRADE et al., (NADI do ICHC). Assistência Domiciliar e novos Diagnósticos. [Pôster apresentado no 3º Simpósio Brasileiro de Assistência Domiciliar, São Paulo, 2000].

dos pela equipe do NADI e que apontam para as doenças crônico-degenerativas, "comuns" aos clientes da faixa etária avaliada. Ressalta-se ainda que 60% da população do estudo possuía de três a cinco diagnósticos associados.

A Pesquisa Nacional por Amostra de Domicílios (PNAD-98), do IBGE, discriminou a população residente por declaração de doença crônica e número de doenças crônicas, segundo os grupos de idade, o sexo e as classes de rendimento mensal familiar.

Na faixa de idade de 50 a 54 anos e 65 anos ou mais, de um total de 50.019.331 pessoas, 19.010.476, declararam ter doença crônica, correspondendo a 38% do total, sendo 8.056.132 homens e 10.954.344 mulheres. Seis milhões, setecentos e trinta e um mil e duzentos e quarenta e seis declararam ter uma doença crônica; 5.510.227, duas e 6.745.297, três, enquanto 23.706 foram registradas como sem declaração.

Com relação à classe de rendimento mensal familiar, na faixa de mais de cinco a 10 salários mínimos, obteve-se 9.961.434 pessoas, entre os 49.887.831 respondentes, correspondendo a 20%, a maior média obtida entre os pesquisados.

Os dados da PNAD-98 caracterizam a transição epidemiológica comum às pessoas mais idosas, em que as doenças de caráter crônico vão ganhando peso relativo cada vez maior ante as de caráter agudo, mais comumente observadas junto à população infantil.

LOTUFO (1998) afirma que as doenças cardiovasculares constituem importante causa de mortalidade no País, representando a principal causa de mortalidade por todas as causas. Em cidades como São Paulo, são a principal causa de morte desde o fim dos anos 1940.

O autor pontua que o conjunto das doenças do coração é constituído não só pela doença isquêmica do coração, como também pela H.A. (hipertensão arterial) e pela I.C. (insuficiência cardíaca). A alteração de posicionamento para cima, quando comparado a outros países, com a inclusão dessas duas últimas doenças, indica a importância das miocardiopatias e da hipertensão arterial no Brasil.

Nos diagnósticos da população deste estudo, a hipertensão arterial também foi prevalente, surgindo com 18 diagnósticos, o mesmo ocorrendo com o acidente vascular cerebral (18 diagnósticos), elevando esse grupo de doenças quando comparado às demais.

MEDINA et al., (1999) ressaltam que os acidentes cerebrovasculares constituem grave problema de saúde pública, em virtude do impacto de sua mortalidade e das taxas de incapacidade. A alta taxa de seqüelas entre os sobreviventes reforça a gravidade da doença, o que é possível de ser constatado na população do estudo.

Os mesmos autores, analisando as causas de óbito em domicílio, encontraram as doenças cardiovasculares como a segunda razão de óbito e, dos eventos mórbidos associados ao óbito, os mais freqüentes foram a hipertensão arterial e o diabetes mellitus, o que também obteve-se na população do estudo. Chamam a atenção para o fato de que, na maioria dos óbitos domiciliares, os pacientes são portadores de doenças terminais e associadas, podendo, nesse tipo de atendimento, alcançar a estabilização em domicílio ou a transferência para o hospital, para atendimento intensivo.

O NADI também está seguindo a tendência de prestar assistência domiciliar para clientes com graves prejuízos funcionais. No período de realização do estudo, ocorreram muitos óbitos, o que acabou por interferir na realização da pesquisa, reduzindo a amostra. Dos 79 admitidos no período, 22 foram a óbito, correspondendo a 17,3% do total. Sete óbitos aconteceram antes da segunda fase do estudo, ou seja, antes de serem completados dois meses de atendimento. Dos 30 pacientes que fizeram parte do estudo, cinco deles foram a óbito após a segunda fase da entrevista. Analisando a demanda do nosso estudo, observamos que os pacientes são encaminhados para o NADI já em estado muito grave, com problemas de alta complexidade, praticamente para morrer em casa, o que pode caracterizá-lo como um recurso para cuidados paliativos.

De acordo com a citação do *Diário Oficial do Estado de São Paulo* – Cadernos do Fórum São Paulo Século XXI, Vol.110, de seis de junho de 2000, o envelhecimento de uma população implica crescente número de internações de longa duração, dependendo freqüentemente de internações custosas, envolvendo tecnologia complexa, absorvendo grande quantidade de recursos materiais e humanos.

Esses fatos oneram o sistema de saúde, já que o custo médio com o cuidado do idoso é bem maior do que o de qualquer grupo etário. A conseqüência previsível do aumento de doenças crônicas, que requerem cuidados constantes, é a transferência do processo de morte do ambiente doméstico para o hospital, o que significa maiores gastos para o sistema de saúde.

O atendimento do NADI vem contrapor essa tendência, permitindo a opção de que o idoso receba tratamento em casa, o que pode aumentar a sua sobrevida e, em caso de morte, possibilita a opção de morrer em casa, com dignidade, junto aos seus familiares. Permite, também, a redução de custos para o hospital. Em estudo sobre "Dinâmica de Recursos em Assistência Domiciliar", SANTOS.; ANDRADE (1999)[5], concluíram que o custo do paciente atendido pelo NADI era de R$ 212,70 por mês e de R$ 2.552,40, o custo/ano por cliente. O atendimento do NADI tem representado uma redução de 70%, nos custos com diárias hospitalares.

Para comparar possíveis variações na qualidade de vida dos idosos portadores de doenças crônicas antes de serem admitidos no programa de Assistência Domiciliar do NADI e depois de dois meses, no período de fevereiro de 2000 a fevereiro de 2001, utilizamos o instrumento denominado WHOQOL-ABREVIADO. Os resultados mostraram uma diferença significativa entre o antes e o pós-assistência no domicílio, no domínio físico e no geral. Neste último, constaram duas questões sobre como o idoso avaliava sua qualidade de vida e quão satisfeito estava com sua saúde, o que parece indicar que o tratamento realizado no domicílio, pela equipe do NADI, consti-

5. SANTOS.; ANDRADE (1999) NADI/ ICHC. Racionalização de Custos em Assistência Domiciliar. [Trabalho apresentado no 3° Simpósio Brasileiro de Assistência Domiciliar, em mesa redonda, São Paulo, 2000].

tuiu-se em um diferencial para a qualidade de vida dos idosos do estudo. Tal resultado sugere que os idosos, ao se sentirem acolhidos pelas suas famílias e pela equipe de atendimento, melhoraram esses domínios de sua qualidade de vida.

Nos demais domínios: psicológico, relações sociais e meio ambiente, não houve diferença significativa na evolução.

Vale lembrar que os sujeitos deste estudo estavam gravemente enfermos. Qual o significado da doença para eles?

Sigerist, in NUNES (1999), em um ensaio histórico-teórico escrito em 1929, trabalho pioneiro que aborda o tratamento da pessoa doente no contexto da sociedade, afirma que: "Para começar, a doença significa interrupção no ritmo de vida. Um ritmo sem distúrbio significa saúde. Então, a doença surge abruptamente na vida da pessoa. Ela nos lança para fora de nossa rotina. Ela quebra o ritmo de nossa existência agudamente. O homem doente vive diferentemente do resto da sociedade – da sociedade saudável. Em resumo: a doença isola.

"Ser doente significa sofrer. Sofrer significa ser passivo. O homem doente está cortado da vida ativa, uma vez que ele é incapaz de procurar seu próprio alimento. Está literalmente abandonado e entregue aos cuidados de outras pessoas.

"Mas sofrer também significa sentir desconforto, que varia em intensidade de indivíduo para indivíduo e de doença para doença. Esse desconforto é chamado dor. Dor pressupõe uma unidade orgânica e significa que esta unidade foi quebrada.

"A dor algumas vezes converte-se em medo – sempre o que é o maior de todos, o medo da morte. Toda doença grave é uma lembrança da morte. A doença quebra o ritmo da vida e coloca uma fronteira para a existência humana".

Para Sigerist, a doença ainda isola os homens, mas esse isolamento não o retira do interesse dos outros e, talvez, até o traga para mais perto de seus companheiros. Em épocas de doença, maridos e esposas estreitam a convivência. Toda doença que ataca um ser humano evoca a atenção para sua relação integral com um grupo social. A concepção de Sigerist ajuda-nos a compreender a posição do doente na sociedade e, principalmente, o motivo pelo qual os sujeitos deste estudo valorizaram o domínio físico e o relativo à saúde e à sua qualidade de vida, quando assistidos pelo programa de atendimento domiciliar do NADI.

Sawaia, in LANE.; SAWAIA (1994), também explica o adoecer, apontando para a necessidade de colocar no centro da reflexão deste evento a idéia de humanidade e, como temática, o indivíduo e a maneira pela qual ele se relaciona consigo mesmo e com o mundo social a que pertence (grupos, família, comunidade, sociedade mais ampla), compreendendo: o ser de razão que trabalha, o ser ético que compartilha e se comunica, o ser afetivo que experimenta e gera prazer e o ser biológico que se abriga, se alimenta e se reproduz, com um corpo que, além de determinado pelo universalismo biológico, é antes uma realidade simbólica.

Para essa autora, ao adoecer, a pessoa é atingida em sua integridade física e psíquica e não se pode dizer qual aspecto causa mais sofrimento ou é mais relevante.

SETIÉN (1993) afirma que a avaliação de qualidade de vida dependerá do grau de satisfação das necessidades humanas, materiais e imateriais, físicas, psicológicas e sociais, as quais estão em estreita dependência da cultura e da sociedade em que se vive.

Em nosso meio, a "saúde" é um valor cultural importante. Entre os indivíduos idosos é permanente a luta para evitar a dependência e a inatividade. "As metas (para se alcançar uma velhice saudável e comprimir a morbidade) são promover a saúde e o bem-estar durante toda a vida do indivíduo" (CHAIMOWICZ, 1998).

O fato dos domínios psicológico, relações sociais e meio ambiente não terem mostrado diferença significativa na evolução podem ser indicativos da gravidade e complexidade das doenças dos idosos e também, como afirma Setién, tais domínios estão na dependência do grau de satisfação das necessidades dos indivíduos e também da posição desses doentes na sociedade e do processo de adoecer, conforme as teorias de Sigerist e de Sawaia.

A auto-estima fica comprometida, predominam os sentimentos negativos, o suporte social praticamente inexiste, a atividade sexual já não tem mais importância. Os recursos financeiros são escassos, já não há oportunidades de lazer, o transporte deixa de ser usado e diminuem as chances de adquirir novas informações e habilidades. A segurança física e a proteção estão diretamente relacionadas à doença.

Torna-se importante considerar aspectos referentes ao instrumento WHOQOL-ABREVIADO e ao nível de consistência das respostas.

De acordo com STEWART.; SHERBOURNE.; BROD (1996), em estudo realizado na Califórnia, San Francisco, medindo a qualidade de vida em população idosa e demenciada, a sensibilidade (*responsiveness*) de medidas usadas para monitorar mudança no tempo tem sido importante em estudos com populações de idosos, em virtude da tendência de se usar formas abreviadas para reduzir a carga das respostas.

Os autores criticam a precisão das formas de perguntas abreviadas para detectar mudanças, uma vez que consideram que as respostas às questões que utilizam escala tipo Likert, como a do WHOQOL-ABREVIADO, ocasionam viés, porque oferecem uma série de graduações muito semelhantes (nada- muito pouco- médio- muito- completamente, ou nada- muito pouco – mais ou menos – bastante – extremamente, ou, muito ruim - ruim – nem ruim- bom – muito bom, ou muito insatisfeito – nem satisfeito nem insatisfeito – satisfeito – muito satisfeito). Os indivíduos idosos parecem ser menos tolerantes às perguntas de uma série de itens similares, opinião confirmada por STEWART.; SHERBOURNE.; BROD (1996). Os autores chamam a atenção, também, para os efeitos complexos da idade e para o fato de que a qualidade dos dados depende de múltiplos fatores, tais como saúde física e funcional, problemas cognitivos, afetivos e de satisfação. Citam, como exemplo, respostas inconsistentes, previsíveis por sintomas depressivos, problemas de memória e de funcionamento físico.

Este estudo demonstrou que o instrumento WHOQOL-ABREVIADO precisaria sofrer adaptações, uma vez que algumas facetas ficaram prejudicadas por não se aplicarem à população de idosos portadores de doenças crônicas gravemente enfermos, como a faceta atividade sexual do domínio relações sociais, e as relativas à participação em / e oportunidades de recreação / lazer e transporte, do domínio meio ambiente.

Vale destacar que nos parece que esta foi a primeira vez que o instrumento WHOQOL-ABREVIADO foi utilizado para detectar mudança (avaliar qualidade de vida da amostra antes e após a assistência domiciliar) em amostra de idosos, motivo pelo qual procuramos testar o nível de confiabilidade e responsabilidade do instrumento. O coeficiente a de Cronbach apresentou medida de confiança superior de 0,50 a 0,70, recomendada para comparar grupos, atestando boa consistência interna do instrumento, o que demonstra que ele teve precisão para essa amostra.

Segundo CHAIMOWICZ (1998), as questões de capacidade funcional e autonomia do idoso podem ser mais importantes do que a própria questão da morbidade, pois se relacionam diretamente com a qualidade de vida. Ele aponta que a proporção de indivíduos que apresentam deficiência física – e provavelmente gozam de menor grau de autonomia – também aumenta de acordo com a idade. Principalmente por esse motivo, utilizamos escala de atividade física e instrumental da vida diária "OARS" (Older Americans Resources and Services) para avaliar o grau de dependência/autonomia dos idosos que participaram deste estudo e sua relação com a qualidade de vida.

Chaimowicz informa também que um inquérito domiciliar realizado em São Paulo revelou proporção crescente, de acordo com o aumento da idade, de indivíduos que precisavam de auxílio para a realização de atividades da vida diária (AVDs), tais como transferir-se da cama para o sofá, vestir-se, alimentar-se ou cuidar da própria higiene. Se dos 65 aos 69 anos, 54% dos indivíduos não necessitavam de auxílio para fazer as tarefas, a partir dos 80 anos apenas 15% dos entrevistados não necessitavam de algum auxílio, enquanto 28% possuíam grau de incapacidade tal que requeriam cuidados pessoais em tempo integral.

A amostra deste estudo, cuja idade média foi de 77 anos, ao contrário do inquérito apresentado por Chaimowicz, foi constituída por idosos mais independentes nas atividades físicas da vida diária, como tomar refeições, vestir-se e tirar as roupas, cuidar da aparência, deitar-se e levantar-se da cama, em comparação com as atividades instrumentais da vida diária, como ir a lugares distantes que exigem conduções, fazer compras, preparar as refeições, limpar e arrumar a casa, tomar medicamentos receitados e lidar com as próprias finanças.

Analisando os dados obtidos com a aplicação do "OARS", observou-se diferenças entre as fases, anterior e posterior ao atendimento domiciliar, apenas nas atividades físicas da vida diária, indicando que os idosos do estudo ficaram mais independentes ao participar do programa do NADI; passaram a tomar refeições, vestir-se e tirar as roupas, cuidar da aparência, deitar-se e levantar-se da cama, e tomar banho sozinhos ou com alguma ajuda.

Este dado é indicativo dos benefícios de serem tratados no domicílio, local de residência permanente dos idosos frente à segurança serem propiciada pelo ambiente, afora o acolhimento dos cuidadores.

Em uma pesquisa realizada na Flórida (EUA), com o objetivo de selecionar clientes para a participação em programa de assistência domiciliar, WEISSERT.; MILLER (2000), identificaram que os idosos portadores de várias doenças eram dependentes nas tarefas e nas atividades instrumentais da vida diária e, em muitos casos, a falta de suporte social ou os serviços providos pelos cuidadores (os quais os identificaram como um peso), fragilizavam ainda mais a população de idosos.

Eles pesquisaram 878 casos: mais da metade da população possuía 80 anos de idade e mais de 15% estavam acima de 90 anos. Os diagnósticos mais freqüentes encontrados foram: hipertensão (43,9%), doenças cardíacas (41,3%), arritmia (38,2%), demência (25,9%) e acidente vascular cerebral (21,3%). Quase todos os pacientes necessitavam de ajuda para uma ou mais atividades, incluindo subir escadas, tomar banho, vestir-se, comer, deitar-se e levantar-se da cama e andar.

Assim sendo, todos os 382 idosos com os quais foram coletados dados referentes às atividades instrumentais da vida diária, acharam impossível fazer as rotinas pesadas, serviços leves de casa, lavar roupas, fazer compras e preparar refeições. Trinta por cento mostraramse incapazes de fazer tarefas como cuidar das finanças, tomar medicamentos ou usar o telefone.

Comparando o estudo realizado nos EUA com este, observamos que a capacidade funcional dos idosos fica comprometida pelas várias doenças de que são portadores, ocasionando dependência dos cuidadores, mesmo em diferentes sociedades.

Quanto ao período estipulado para a segunda entrevista, dois meses após o início do atendimento pelo NADI, apesar de reconhecermos que era um prazo curto para avaliação de possíveis alterações na qualidade de vida dos idosos que participaram do estudo, julgamos que essa seria a única forma para obtermos uma amostra significativa, em virtude da tendência de grande incidência de óbitos entre os pacientes admitidos no NADI (média de 28,6%).

Para avaliar as percepções de identidade dos idosos do estudo antes e pós-assistência domiciliar, colhemos depoimentos à pergunta aberta "Eu sou...", os quais, após serem agrupados em categorias, foram analisados pela técnica da história oral, possibilitando-nos reconhecer não só a diferença como a igualdade dos sujeitos (PORTELLI, 1997).

Para este autor, a história oral é eticamente importante porque se baseia na ética da coletividade e está arraigada na memória coletiva. Em contrapartida, deve-se ressaltar o indivíduo, reconhecendo que as massas e as classes são constituídas de pessoas diferentes entre si. Dessa forma, a história oral apresenta-se como diferença, uma prática inquestionavelmente antagonista e contestadora.

Consideramos que os depoimentos possibilitaram aos idosos "olharem-se no espelho, fazer o seu auto-retrato", "debruçarem-se sobre si mesmos e reconstruir suas identidades," conforme anuncia o filósofo e jurista Norberto Bobbio, que, aos 87 anos lançou um livro em que fala de si mesmo e faz reflexões sobre o significado da vida (BOBBIO, 1997).

Falar sobre a própria identidade é uma maneira de transmitir "o ser, estar no mundo". Segundo LÓPEZ (1999), o ser abrange um conjunto de componentes individuais que os idosos estimam como importante em suas vidas, constituindo sua autovaloração.

Os núcleos temáticos estabelecidos a partir das falas dos sujeitos foram reunidos em categorias.

Na categoria geral de identidade, considerada etimologicamente, englobamos as seguintes expressões de identidade: nome, idade, estado civil, profissão/trabalho, sexo, defeitos físicos.

As categorias emergentes estabelecidas após os depoimentos foram: 1– doença; 2 – sentimentos em relação à vida; 3 – valores culturais; 4 – processos psicológicos; 5 – relações familiares.

Na quarta categoria, que denominamos de processos psicológicos, observamos que a afirmação de ser feliz, manifestada por nove depoentes, ao mesmo tempo em que podia parecer incoerente, retratava a realidade, ao receberem cuidados por seus familiares e serem assistidos pela equipe do NADI, em seus domicílios. Aliás, uma idosa depôs que era feliz porque era bem-tratada. O NADI vem complementar o núcleo familiar, à medida que surge como novo espaço de acolhimento, fazendo parte de uma nova constelação dos sujeitos.

O modelo de identidade, proposto pelo grupo de depoentes homens, idosos aposentados, com relação ao trabalho, revela a pressão cultural e social pela força de trabalho desse grupo, cuja fase produtiva situou-se nos anos 1930, 1940, fase da expansão industrial do País. Mesmo já estando fora do mercado, os idosos demonstraram que esse valor ficou introjetado, sendo constitutivo das suas identidades. Pode ser compreendido como um núcleo saudável que os sustentava.

Augras, apud SIMSON (1997), citando a teoria desenvolvida por Franco Ferrarotti (1981), afirma que cada pessoa é como uma maquete de sua sociedade, o que, segundo ela, legitima o método de história de vida. A pessoa que entrevistamos é ao mesmo tempo produto e produtora de toda uma rede em torno dela, e embora nosso objetivo de pesquisa seja apenas investigar um aspecto, toda essa rede de tensões e representações da realidade está presente e vai atuar na dinâmica da entrevista.

Também comprovamos esse fato. A nossa proposta foi a de identificar os sujeitos e obtivemos relatos de vários outros aspectos de suas vidas.

A autora acredita que cada um de nós vive constantemente negociando a auto-imagem com os outros e em função dos outros, daquilo que estão esperando, ou pressionando. A entrevista não ocorre fora, mas dentro dessa situação. Toma lugar entre os processos de negociação e renegociação da própria imagem. Oferece uma oportunidade para dar forma à memória pessoal. O entrevistado acredita que pensava determinada coisa e, de repente, vai se descobrir dizendo algo novo, e isso obviamente vai modificar a maneira como ele se vê e até mesmo o seu comportamento.

Neste estudo, 43 entrevistas (81%) foram realizadas na presença do cuidador e de outros familiares, os quais, apesar de não terem interferido diretamente nos depoimentos, se surpreenderam com eles, podendo ter interferido na situação de negociação da auto-imagem.

Ficou evidente para nós que a situação de entrevista implica na presença de duas pessoas, entrevistada e entrevistadora, que interagem uma com a outra e constroem o testemunho. Mesmo tendo buscado a objetividade para dar liberdade ao depoente, éramos as responsáveis, pelo atendimento que estavam recebendo da instituição. (Dois depoentes fizeram referência ao programa do NADI, destacando o conforto de não precisarem sair de casa para se tratarem).

Estamos convictas de que a entrevista de história oral se situa no campo da intersubjetividade e que não se pode acreditar em "objetividade", no sentido positivista clássico.

Consideramos que a história oral, com seus relatos, – na qual está presente toda a riqueza da vida real dos protagonistas (que inclui entrevistados e entrevistadores, informantes e cientistas que interpretam os depoimentos) – é insubstituível, porque está envolta por redes de significação, que vão se revelando, se destecendo, à medida que atribuímos sentido aos fatos, que os fazemos existir como tais.

MARTINELLI (1999) indica que, além da necessidade de reconhecimento da singularidade do sujeito, é necessário conhecer a sua experiência social e não apenas suas circunstâncias de vida. Isso porque, segundo a autora, embora as circunstâncias de vida confirmem um tipo de fenômeno, outro é o modo de vida. Thompson, apud MARTINELLI (1999), historiador inglês contemporâneo, introduziu o conceito de modo de vida, mostrando que ele é, exatamente, o modo como esse sujeito constrói e vive a sua vida. Envolve, portanto, seus sentimentos, valores, crenças, costumes e práticas sociais cotidianas.

Para Thompson, o viver histórico cotidiano do sujeito, a sua experiência social, expressa a sua cultura. A fonte oral encaminha-se na busca dos significados de vivências dos sujeitos.

Na tentativa de desvendar o significado que os sujeitos do nosso estudo quiseram atribuir aos depoimentos em que se identificaram como trabalhadores, embora estejam na condição de inativos e aposentados, reconhecemos a importância de ampliar a compreensão de contextos culturais com significações que ultrapassem o nível espontâneo das mensagens, conforme indicação de MINAYO (1998) e de PORTELLI (1997), para quem os narradores são capazes de reconstruir suas atividades passadas mesmo quando não mais coincidem com as atuais.

Para TEIXEIRA.; OLIVEIRA.; ALVES.; NETO (1996), o trabalho foi e continua sendo o símbolo de autonomia, de integração social e o caminho de ascensão social. Antigamente vivíamos em uma "sociedade de produtores", em uma civilização do trabalho, considerada como o principal cimento social e, portanto, o principal fator de socialização, a ocupação principal de cada indivíduo, a fonte primeira de bem-estar e riqueza, capaz de encher de sentido e dar um centro às vidas.

Se o homem perde seu emprego, em uma sociedade moderna como a atual, que fez dele a motivação fundamental da ação humana, anula o sentido de sua vida, como observamos nos depoimentos dos idosos do estudo.

O trabalho foi considerado como a "categoria central" de inteligibilidade da realidade social, ou seja, ontologicamente falando, ele é a "força de determinação" da sociabilidade humana enquanto tal.

TEIXEIRA.; OLIVEIRA.; ALVES.; NETO (1996) afirmam que toda atividade está, em última instância, movido pela efetivação do ser pessoal e que sua dignidade consiste, precisamente, em estar a serviço da vida humana, ou seja, o padrão de sua dignidade é o mesmo daquele em função de quem elas são postas, ou seja, do ser humano. Assim, o objetivo de toda e qualquer atividade é o próprio homem.

Na tentativa de reconstruir a história do grupo que estudamos e sua inserção na produção e suas condições de reprodução (salário, moradia, acesso a bens e serviços e distribuição geográfica), relacionaremos alguns acontecimentos históricos desse período que nos parecem mais significativos: Em que conjuntura socioeconômica e política se inseriam o grupo de idosos do nosso estudo e sua participação como atores sociais? Quais eram as condições de vida dos trabalhadores no Estado de São Paulo, entre 1935–1965, período da vida produtiva destes sujeitos? Como viviam as mulheres naquela época? Como eram estruturadas as suas famílias?

São Paulo, como o maior parque industrial da América Latina, atraiu um grande fluxo de imigrantes europeus que deixaram seus países de origem fugindo da crise econômica do período de pós-guerra e mesmo dos emigrantes, que em busca das cidades do "Sul", do

“Eldorado”, pretendiam adquirir melhores condições de vida. Só na década de 1940, 116 mil pessoas deixaram o Ceará e 582 mil Minas Gerais, com destino ao Rio de Janeiro e a São Paulo (ALENCAR.; CARPI.; RIBEIRO, 1979).

Esses autores fazem referência que o período foi marcado pela criação de novas fábricas que passaram a empregar toda a capacidade produtiva da sociedade. Entre 1933 e 1939, a indústria nacional cresceu 11,3%, contrastando com a agricultura, cuja produção aumentou apenas 1,7%.

O governo de Getúlio Vargas deu ênfase aos assuntos ligados ao trabalho, em particular, a questão social, tomando medidas que não ocorriam desde o fim da década de 1920. Criaram-se as leis trabalhistas; o Ministério do Trabalho, Indústria e Comércio em 1930; em 1931, o Governo aprovou a lei de sindicalização, que obrigava todos os sindicatos a se filiarem ao Ministério do Trabalho para serem reconhecidos oficialmente e receber o fundo sindical. O Governo fixou também em oito horas o limite máximo da jornada de trabalho, regulamentou o trabalho das mulheres e crianças, criou Institutos de Previdência para diversas categorias (os IAPs), instituiu o Conselho Nacional de Serviço Social, além de outras medidas.

ALENCAR.; CARPI.; RIBEIRO (1979) apontam que na década de 1940/50 surgiu a iniciativa da Fundação da Casa Popular e o aceleramento de investimentos no setor imobiliário dos recursos dos Institutos de Aposentadoria e Pensões e das Caixas Econômicas, fato que continuou na década seguinte, só declinando com o surto inflacionário que se tornou agudo a partir de 1960.

Nesse contexto, os sujeitos da nossa amostra tinham seus empregos fixos quer na indústria, comércio ou serviços e eram protegidos pelas leis trabalhistas. Recebiam assistência médica nos IAPS, não necessitando recorrer a hospitais públicos, os quais se destinavam aos indigentes. Adquiriram suas casas próprias nesse período, financiadas pela Caixa Econômica, nas quais abrigaram suas famílias (67% dos sujeitos tinham imóveis próprios).

O trabalho foi e continua sendo um valor cultural importante para estes sujeitos, pois foi com a força da sua mão-de-obra que criaram os seus filhos. Treze, três por cento deles, ainda eram os únicos provedores de suas famílias, com os benefícios previdenciários, enquanto 16,6% contribuíam com a maior parte da renda familiar.

A maioria das mulheres (57% da amostra) foi "dona de casa". Tivemos também uma empregada doméstica que estava aposentada e uma agricultora aposentada pelo FUNRURAL. Essas mulheres dedicaram-se às suas famílias, à criação e educação dos filhos, aos serviços domésticos.

E hoje, dando um salto no tempo, vamos encontrar estes sujeitos gravemente enfermos; após múltiplas internações e retornos freqüentes aos ambulatórios de um hospital público (Hospital das Clínicas da FMUSP), sendo atendidos em casa, por uma equipe interdisciplinar.

Qual foi o significado das suas revelações, quando se identificaram neste estudo, sobre a qualidade de suas vidas? Quando manifestaram que "são trabalhadores", "são profissionais", quando revelaram "a tristeza por não poder trabalhar", ou "ser um zero à esquerda", "um nada", "não ser batalhadora por conta da doença", de fato compreendemos que estes sujeitos estavam quase que se desculpando pela situação de dependência em que se encontravam, por não terem mais condições para trabalhar e por suas irrisórias aposentadorias que os tornaram "pobres".

O trabalho era o núcleo fundamental de suas identidades, motivo pelo qual tinham muito presente o trabalhador que foram. Este parece ser um núcleo saudável que os sustentava.

SETIÉN (1993) estabelece o trabalho como um dos indicadores do "Sistema de Indicadores de Qualidade de Vida", uma vez que se constitui em uma das áreas das necessidades humanas. Com relação aos inativos, afirma que não podemos conhecer totalmente o trabalho e sua relação com a "Qualidade de Vida", sem refletir sobre a repercussão que tem, sobre os indivíduos, o fato de não poderem trabalhar, de estarem parados.

Para esta autora, esse indicador apresenta quais são os piores aspectos da inatividade para os inativos, quanto à repercussão que têm provocado nas suas vidas, o que fica claro nos depoimentos dos sujeitos deste estudo quando se identificaram como trabalhadores ("Sou industriário"; "Sou trabalhador"; "Não sou vagabundo"), mesmo estando inativos, aposentados.

A grande identificação com a doença (sou paraplégico, sou uma pessoa doente) revela que agora suas vidas restringiram-se à doença, indiferenciando-os. Já não são eles mesmos. Deixaram de ser trabalhadores, para ficar na situação de dependência da família que: "o (a) ampara diuturnamente", "que é adorada, maravilhosa", "que lhe trata bem".

LANE.; SAWAIA (1995) apontam para o sofrimento causado pelo significado do ato vergonhoso que é atribuído ao comportamento de estar doente e à associação que existe entre doença e vagabundagem. Estar doente significa interromper o trabalho profissional para os homens e o doméstico para as mulheres, o que eqüivale a ser irresponsável pelo cumprimento de seus papéis sociais dominantes.

Quando se revelaram felizes, especialmente as mulheres, trouxeram um conceito de felicidade que pode estar relacionado à questão de estarem sendo acolhidos (as) pelos cuidadores e pela equipe do NADI.

As expressões manifestadas pela população do estudo evidenciam que a qualidade de vida é uma consideração subjetiva de quem está vivendo a vida, e é referenciada pelo sistema de valores próprios dessa cultura, em um período histórico determinado (BALTES.; BALTES,1990). Chamou-nos a atenção o fato de os idosos do estudo não terem se referido à "Qualidade de Vida" nos seus depoimentos.

Apenas dois depoentes referiram-se à vida: "Estou de bem com a vida"; "Sou uma pessoa com vontade de viver". O complemento à expressão "Eu sou..." foi proposto após aplicação dos dois instrumentos estruturados (WHOQOL-ABREVIADO e "OARS"). Lembrando STEWARD.; SHERBOURNE.; BROD (1996), já citados, os efeitos complexos da idade como a saúde física e funcional, problemas afetivos e de satisfação, sintomas depressivos, problemas de memória, influenciam na qualidade dos dados, o que pode ter se constituído em variável que dificultou aos idosos do estudo fazerem ligação entre os instrumentos utilizados na pesquisa.

De qualquer forma, consideramos que a análise destes depoimentos configura-se como o levantar da ponta de um véu, demonstrando que da arte de dividir à engenhosidade da construção, segundo aponta QUEIROZ (1991), ainda existe um longo caminho a percorrer, o qual parece inesgotável.

Contrapondo a visão de mundo da nossa população com a de um escritor, podemos comprovar a definição da OMS de qualidade de vida "a percepção do indivíduo de sua posição na vida, no contexto da cultura e dos sistemas de valores em que está inserido e em relação aos seus objetivos, expectativas, normas e preocupações" (THE WHOQOL GROUP, 1995).

O escritor norueguês Jostein Guarder, autor do livro *O Mundo de Sofia*, respondendo "Quem é você", diz:

> Esta é uma pergunta sobre a identidade. Minha identidade é o que eu sou.
> Sou da Noruega, tenho uma esposa e um filho. Sou um europeu, membro da humanidade. E, cada dia mais, sei que sou parte do universo, que tenho uma identidade universal. Preocupa-me a idéia de que sou parte desse milagre por um curto período de tempo. Minhas células se criaram há mais de dois bilhões de anos, mas necessitam de apenas um segundo para morrer. Isto me parece um paradoxo.

GORDON.; PACI (1996), analisando a narrativa e a qualidade de vida, informam que está crescendo o consenso de que os estudos a respeito do assunto devem apresentar a perspectiva do paciente, serem multidimensionais, incluírem componentes globais e serem internacionalmente apropriados. Segundo estes autores, a análise de narrativas pode ajudar a inserir "qualidade" e "vida", às pesquisas sobre o tema e avaliações tecnológicas e, assim, colaborar para pôr em prática a tentativa de colocar a pessoa, não a doença, no centro do conceito. As profundas e complexas dimensões da doença não podem ser retiradas das pesquisas, porque elas são "imensuráveis". Não somos capazes de humanizar os cuidados aos pacientes sem também humanizar os métodos de pesquisa. Qualidade de vida abrange o significado e este, entre outras coisas, é contemplado pela narrativa. "Estórias – escrevem GORDON.; PACI (1996) – são instrumentos que nos permitem ver o interior da vida dos pacientes com uma clareza igual à dos instrumentos médicos, os quais possibilitam-nos enxergar o corpo dos pacientes por dentro".

Compartilhamos em parte, com a opinião desses autores, pois acreditamos que não se deve valorizar apenas as pesquisas qualitativas, uma vez que tanto elas quanto as quantitativas são importantes, se complementam, ou seja, enquanto o quantitativo se ocupa de ordens de grandezas e as suas relações, o qualitativo é um quadro de interpretações para medidas ou a compreensão para o não quantificável (MINAYO, 1998).

Segundo essa mesma autora, é possível dizer que não existe um *continuum* entre as duas metodologias, pois se referem a campos de abrangência sociológica de natureza diferenciada. Mas é de se desejar que sejam tratadas como métodos complementares, cada uma servindo melhor para determinado âmbito de abrangência da realidade das relações sociais, uma vez que os fenômenos devem ser compreendidos em seus aspectos manifestos, ecológicos e concretos, assim como no nível de seus significados mais profundos. Estudos quantitativos costumam gerar questões a serem aprofundadas qualitativamente e vice-versa; assim como, concomitantemente, podem ser realizadas pesquisas quantitativas e qualitativas sobre o mesmo objeto ou tema por intermédio da busca de triangulação de métodos.

Optamos por realizar um estudo quantitativo, com dois instrumentos estruturados, aprofundados qualitativamente por uma pergunta aberta, o que produziu resultados enriquecedores, tanto para o conhecimento da realidade vivida pelos idosos deste estudo quanto para nós próprias, na condição de investigadora.

Consideramos que mesmo trabalhando com idosos gravemente enfermos, foi possível buscar os significados de sua qualidade de vida, de suas capacidades funcionais e também de suas identidades e relacioná-los, dando vida à pesquisa. Quando comparamos o antes e o depois da participação no Programa de Atendimento Domiciliar do NADI, pudemos trabalhar com o movimento da vida dos idosos nesses dois momentos e tecer uma teia com os dados coletados.

Fazendo-nos sujeitos deste estudo e considerando que ele representou uma das dimensões da nossa identidade profissional, pois ao realizá-lo comprovamos que "o valor humano, a qualidade de vida e a dignidade da morte são os alicerces fundamentais e objetivos comuns para toda a equipe" (MARTINELLI, 1999). Ratificamos a afirmação de MINAYO (1998) de que "somente na medida em que descobrimos as razões que fazem aparecer tal como é, um depoimento de determinado interlocutor, o analista pode aprender o que o sujeito quis dizer, isto é, a significação da fala".

"Compreender uma manifestação simbólica significa saber sob que condições sua pretensão de validade poderia ser aceita" (Habermas; 1987, 94, apud MINAYO, 1998).

Muitas vezes, ao colher os depoimentos dos idosos deste estudo, e em outras, ao interpretar seu conteúdo, nos perguntamos até que ponto eram fidedignos, considerando-se as dificuldades físicas e psicológicas dos depoentes. Porém, reconhecemos que nenhum depoimento pode ser considerado rigorosamente fiel à tão almejada "verdade dos fatos". O mais importante era que o depoimento estava sendo dado por quem viveu aquele fato constante das narrativas. "Trabalhar com os sujeitos na perspectiva de conhecer a sua experiência não é conhecer apenas a fala do sujeito, mas é fundamentalmente como esta fala se expressa, se incorpora na experiência. O que importa é a experiência do sujeito, na sua luta social cotidiana" (MARTINELLI, 1999).

Este estudo revelou-nos que a grande colaboração que recebemos dos idosos deveu-se ao reconhecimento das suas singularidades, das peculiaridades de suas experiências e da importância de conhecer como se identificavam, o que os valorizou como sujeitos da pesquisa.

Aprendemos muito, mas reconhecemos que ainda há mais por fazer, principalmente quando a proposta abrange avaliar a qualidade de vida dos que estão no outono dos seus dias, debilitados, fragilizados, dependentes, mas colaboradores, participativos. O maior aprendizado veio do contato com os pacientes, com o acolhimento às entrevistadoras em seus domicílios.

Segundo PORTELLI (1997), embora possamos ser doutores em qualquer matéria entrevistando analfabetos, na situação de campo são eles que têm o conhecimento, ou seja, "o pouquinho" que estamos "tentando aprender". Podemos ter *status*, mas são eles que têm as informações e, gentilmente, compartilham-nas conosco. Manter em mente esse fator significa lembrar que estamos falando, não com "fontes", mas com pessoas.

Os idosos do estudo que foram encaminhados pelas clínicas do ICHC, do INCOR e do IOT apresentaram grande complexidade do estado clínico quanto à co-morbidade, possibilitando à equipe do NADI desenvolver principalmente cuidados paliativos, alongando a sobrevida, mas preparando a família para o evento final.

Isso representa um reflexo do nosso sistema de saúde que, face à quase inexistência de medidas de promoção de saúde e profilaxia primária e secundária de doenças, não deixa outra opção aos idosos do que buscar recursos na rede pública de saúde, na qual permanecem em tratamento durante muitos anos, ocupando os leitos hospitalares em reinternações freqüentes. "Diante da impossibilidade de eliminar ou controlar a evolução destas enfermidades, a estratégia mais adequada é a adaptação do paciente, família, cuidadores e ambiente ao estado da doença. Isto jamais seria conseguido em ambiente hospitalar onde as prioridades são diferentes" (JACOB FILHO, 2000).

Para este autor, "A manutenção do paciente em seu domicílio, aliada à possibilidade de uso de necessária metodologia adaptada a este ambiente, pode vir a se tornar uma importante opção de unir eficácia com simplicidade, planejamento com segurança, tecnologia com humanidade".

Pudemos constatar pelos resultados deste estudo, que o NADI trouxe ações mais efetivas para satisfação dos idosos, principalmente porque melhoraram sua qualidade de vida na dimensão física, na satisfação com a saúde e nas atividades físicas da vida diária.

Os depoimentos dos idosos do estudo quanto às identidades também ofereceram um parâmetro real para avaliar as ações dos profissionais do NADI, visto que manifestaram satisfação pelo atendimento recebido em domicílio. Além disso, valorizaram o programa por este ter, segundo seus relatos, constituído-se em um espaço de acolhimento de suas identidades e subjetividades.

No entanto, para pensar qualidade de vida em saúde, há que se pensar em políticas públicas justas, ações de integração entre vários ministérios e, principalmente, na viabilização de um projeto nacional voltado à ampliação de programas que visem à melhoria da qualidade de vida da população. Programas estes que também teriam como objetivo preparar a sociedade brasileira para o seu inegável envelhecimento.

Capítulo VI
Conclusão do Estudo

Na comparação realizada entre os idosos com doenças crônicas que participaram deste estudo, antes e depois de ingressarem no programa de assistência domiciliar do NADI, concluímos que:

1) A ***qualidade de vida***, medida pela aplicação do WHOQOL-ABREVIADO, revelou uma diferença significativa nos domínios físico e geral entre as fases anterior e posterior à assistência domiciliar. Os idosos demonstraram melhora (satisfação) quanto: à dor e ao desconforto; à energia e fadiga; ao sono e repouso; à atividade da vida cotidiana; capacidade para o trabalho, dois meses após inclusão no programa de atendimento domiciliar do NADI. Apresentaram também satisfação com a sua saúde e avaliaram a sua qualidade de vida como boa.
Nos demais domínios: psicológicos, relações sociais e meio ambiente, não houve diferença significativa na evolução. O estudo mostrou-nos que a assistência domiciliar foi um diferencial na qualidade de vida dos sujeitos da amostra.

2) A ***capacidade funcional*** avaliada pela escala de "OARS" (Older Americans Resources and Services) destacou diferenças entre o antes e pós-assistência domiciliar, apenas nas atividades físicas da vida diária (AFVD), indicando que os idosos ficaram mais independentes de seus cuidadores na fase em que estavam participando

do programa de atendimento domiciliar do NADI para tomar refeições, conseguir vestir-se e tirar as roupas, cuidar da aparência, locomover-se, deitar-se e levantar-se da cama, tomar banho e conseguir chegar em tempo ao banheiro.

Na atividade instrumental da vida diária (AIVD), não houve diferença significativa entre o antes e pós-assistência domiciliar, indicando que os idosos são incapazes para usar o telefone, ir a lugares distantes que exigem tomar condução, fazer compras, preparar a própria refeição, fazer limpeza e arrumação da casa, tomar medicamentos receitados e lidar com as próprias finanças.

3) As ***percepções quanto à identidade*** diferenciaram os depoimentos da fase anterior à participação no programa do NADI e a posterior, de acordo com a melhora do estado físico dos idosos, sendo mais otimistas após a participação no NADI. Quase a metade dos sujeitos (14) apresentaram um depoimento linear entre as duas fases da entrevista. As mulheres foram otimistas, enquanto que os homens se referiram ao trabalho mesmo estando aposentados e em situação de dependência.

Os depoimentos revelaram que os idosos que participaram deste estudo, na fase de vida em que se encontravam, gravemente enfermos, identificaram-se com as doenças de que são portadores, indicando a importância do domínio saúde nas suas vidas. A doença roubou-lhes a identidade, indiferenciando-os como sujeitos.

Torna-se importante considerar que as avaliações foram realizadas em dois meses de acompanhamento dos idosos pela equipe do NADI e que são pacientes gravemente enfermos, o que pode ter influenciado nos resultados obtidos. No entanto, compreendemos que este estudo cumpriu os objetivos delineados, tendo apresentado uma parcela de colaboração para a evolução do conceito sobre "Qualidade de Vida" junto ao idoso portador de doença crônica em programa de assistência domiciliar, em nosso meio. Mais ainda resta muito por fazer, especialmente se considerarmos a ampla perspectiva da vida humana, foco principal em avaliações de "Qualidade de Vida". A investigação é instigante porque envolve visualizar a existência humana como um todo, desde o momento em que nela entramos até aquele em que, com a morte, fechamos o círculo da vida física. Desvendar o enigma da vida é complexo demais para ser abarcado pelo pensamento e expresso em palavras. No entanto, é desafiante! Hoje, os idosos do estudo. Amanhã, nós mesmos.

1. Considerações Finais

Frente ao envelhecimento da população no Brasil, não associada à melhoria da qualidade de vida nem à adequação do sistema de saúde à nova realidade, a atenção domiciliar surge como uma alternativa que beneficia especificamente os idosos e os doentes crônicos.

Muitas reflexões foram surgindo ao longo do estudo.

O programa de assistência domiciliar do NADI beneficia uma parcela de idosos, portadores de doenças crônicas e grau de dependência para AIVD (Atividade Instrumental de Vida Diária), os quais nos revelaram o quão importante é participar de um programa de assistência domiciliar e a repercussão dos benefícios recebidos por eles. O acolhimento da equipe do NADI pode ser entendida como um novo espaço constitutivo de suas identidades.

Por outro lado, foi possível perceber que, na maior parte dos idosos, existia a vontade da família de cuidar de seus enfermos, de ampará-los. Estes dois aspectos nos remetem ao questionamento: como trabalhar neste contexto?

Os profissionais da equipe deslocam-se do ambiente tradicionalmente conhecido que é o hospital para o domicílio do doente, no qual a preocupação do conhecimento de seu universo, do seu *locus*, é fator primordial para a compreensão do indivíduo, de seus hábitos, de sua família, de seu modo/estilo de vida. A partir daí é que se pode traçar um plano de ação; antes disto, qualquer planejamento é inoperante.

A possibilidade de colher os depoimentos nos domicílios mostrou-nos a importância de respeitar o espaço do outro, de saber entrar com humildade nas suas casas e de desfrutar da oportunidade de "ouvir" os idosos, de valorizar as suas respostas e os depoimentos, de aprender com eles.

A repercussão desta modalidade de estudo sobre "Qualidade de Vida" teve um efeito imediato nos idosos e nas suas famílias, na medida em que suas respostas aos instrumentos utilizados foram reveladoras de opiniões e sentimentos que as famílias desconheciam, como também propiciaram aos sujeitos refletirem sobre a sua trajetória de vida.

Neste sentido, reputamos como necessário realizar outros estudos sobre "qualidade de vida" que nos dêem parâmetros de atuação mais adequada com estes indivíduos.

O presente estudo, pelo que conhecemos, é uma aplicação inicial do instrumento "WHOQOL-ABREVIADO" em amostra de idosos portadores de doenças crônicas em programa de assistência domiciliar.

Por este motivo, principalmente, consideramos a necessidade de se adaptar os instrumentos gerais, como o WHOQOL-ABREVIADO, a essa população, e mesmo construir instrumentos específicos de avaliação de qualidade de vida de idosos brasileiros, que possam refletir seus anseios, expectativas, necessidades, valores e princípios. Isto porque consideramos a possibilidade de ter ocorrido viés nas respostas ao WHOQOL-ABREVIADO, cuja escala tipo Likert é de difícil compreensão para os idosos. Algumas questões como atividade sexual, oportunidade de atividade de lazer, capacidade para o trabalho, meio de transporte não se aplicaram a esta amostra específica, podendo ter interferido no nível de consistência das respostas.

Ouvir os idosos de forma livre, não estruturada, deixá-los falar sobre a sua situação de vida atual, passada e futura, realizar pesquisas qualitativas, também nos parece muito produtivo e rico, para complementar as pesquisas quantitativas.

A postura ética do pesquisador valoriza os sujeitos do estudo e permite que eles participem ativamente dele, sentindo-se "importantes", melhorando a sua auto-estima. Precisaríamos desenvolver atitudes profissionais e humanas, como a recomendada por Simone de Beauvoir: "Como deveria ser uma sociedade para que na velhice o homem permaneça um homem? Seria preciso que sempre tenha sido tratado como um homem".

Estudos futuros deverão permitir a capacidade de resolutividade dessa forma de atendimento, avaliando seu impacto na saúde da população idosa, portadora de doenças crônicas incapacitantes.

Sabe-se, no entanto, que a assistência domiciliar não deve ser considerada como a "panacéia" para o enfrentamento da crise do setor saúde, mas deverá estar articulada com outras iniciativas que visem à promoção da saúde. Os Ministérios da "Saúde", "Assistência Social" e "Previdência" precisam se unir em torno de uma ação política que contemple as desigualdades socioeconômicas e político-culturais vivenciadas por grande parte da população brasileira e que tenham por objetivo a inclusão dos idosos na sociedade, respeitando os seus direitos de cidadãos.

Pensar saúde como promoção e qualidade de vida pressupõe pensar, não só na resolução ou no encaminhamento da recuperação da saúde, quando ela já foi comprometida pela doença, mas, principalmente, pensar em atividades de integração, de interseção com outros ministérios e com outras políticas públicas. Compreendemos que, somente assim, pode-se construir o conceito de qualidade de vida, tão preconizado, mas tão pouco concretizado, como vimos nos resultados deste estudo.

O envelhecimento faz parte do nosso ciclo de vida, assim como a infância e a juventude. Significa um processo natural e dinâmico, não uma doença. Ao reconhecer o envelhecimento como um processo inevitável e irreversível, as condições crônicas e incapacitantes, que normalmente acompanham esse processo, precisam ser prevenidas ou retardadas, não apenas por meio de intervenções da área médica, mas também da social, econômica e ambiental.

Referências

ALBUQUERQUE, S.M.R.L. et al., Perfil socioeconômico da população usuária dos ambulatórios do complexo do Hospital das Clínicas da Faculdade de Medicina da Universidade de São Paulo. In: Congresso Brasileiro de Assistentes Sociais, 6., 1989, Natal. **Anais**... Natal, 1989. p. 34.

ALBUQUERQUE, S.M.R.L. Associação Latino-Americana de Serviços de Saúde (ALASS) .[Apresentado no Congresso Anual da ALASS, 9., 1998, Veneza, Itália : **Rev. Bras. Home Care**, v.6, 1998. p. 5].

ALENCAR, F.; CARPI, L.; RIBEIRO, M.V. **História da Sociedade Brasileira.** Rio de Janeiro: Ao livro técnico:1979. p. 266 – 82.

ALMEIDA, M. F; BARATA, R. B.; MONTERO, C. V . ; SILVA, Z. P. Prevalência de doenças crônicas auto-referidas e utilização de serviços de saúde, PNAD/1998, Brasil. **Ciência e Saúde Coletiva**, v.7, 2002. p. 743-55.

ANDREONI, S.; SILVA, S.H.; FERNANDES, R.A.Q. Programa de Assistência Domiciliar do Hospital Universitário da Universidade de São Paulo. São Paulo: **Rev. Méd. HU-USP**, v.4, 1994. p. 77-85.

AUGRAS, M. História oral e subjetividade, In: SIMSON, O.R.M.V. (org). **Os desafios contemporâneos da história oral,** 1997, Campinas: Área de Publicações. C.M.U/ UNICAMP, 1997. p. 359.

AURICCHIO J. Jr., Um cenário promissor. Rio de Janeiro: **Rev. Bras. Home Care**, 1999. p. 53.

ÁVILA-DIAZ, M et al., **Saúde Familiar em Cuba: conceitos e dados.** [Apresentado no Simpósio Internacional sobre Saúde Comunitária; 2000 agosto 29; São Paulo, (BR)]

BALDASSARE, M.; ROSENFIELD, S.; ROOK, K. **The types of social relations predicting elderly well-being.** Research on Aging, Sage Publications, v.6, n. 4. Dec. 1984. p. 549-59.

BALTES, P.B.; BALTES, M.M. Psychological perpectives on successful aging: the model of selective optimization with compensation. In: BALTES, P.B.; BALTES, M.M. **Successful aging: Perpectives from the behavioral sciencies**. Cambridge, Cambridge University Press, 1990.

BEAUVOIR, S. **A Velhice. As relações com o mundo**. v.2 . São Paulo, Difusão Européia do Livro, 1970. p. 302.

BOBBIO, N. O. **O tempo da memória: de senectute e outros escritos autobiográficos.** Trad. Daniela Versiani. Rio de Janeiro, Campus, 1997. p. 3-14.

BOWLING, A. Health related quality of life: a discussion of the concept, its use and measurement. In: BOWLING, A., ed. Measuring Disease. **A review of disease specific quality of life measument scales**. Philadelphia, Open University Press, 1995. p.1-19.

BULLINGER, M. German Translation and Psychometric testing of the S.F-36. Health Survey: preliminary results from the IQOLA project. **Soc. Sci. Med.,** v. 41, 1995. p. 1359-66.

CHAIMOWICZ, F. **Os idosos brasileiros no século XXI – demografia, saúde e sociedade.** Belo Horizonte: Postgraduate Brasil; 1998.

CHERKASKY, M.M.D. The Montefiori Hospital. Home Care Program. **A.M.J. Public Health,** v.39, 1949. p. 163-6.

CICONELLI, R. M. **Tradução para o português e validação do questionário genérico de qualidade de vida "Medical Outcomes Study 36-Item Short Form Health Survey)"** (SF – 36) 1997. 143 f. Tese (Doutorado) – Escola Paulista de Medicina, Universidade Federal de São Paulo, São Paulo,1997.

CUNHA, I.C.K.O. **Organização de Serviços de Assistência Domiciliária de Enfermagem.** 1991. 189 f. Dissertação (Mestrado). Escola de Enfermagem da Universidade de São Paulo, São Paulo, 1991.

DE VEGA, L. F. **Visions of the New World in the Drama of Lope de Veja** (American University Studies. Series II, Romance Languages and Literature, v.67). Robert M.Shannon. Amazon, Hardcover, 1989.

DOLEY, D.; HANKS, G.H.C. ; MAC DONALD, N. **Oxford textbook of palliative medicine**. Oxford, Oxford Med. Pub., 1994.

DUARTE,Y.A O; DIOGO, M.J.E. **Atendimento domiciliário: um enfoque gerontológico.** 1. ed. São Paulo: Atheneu, 2000.

DURKHEIM, É. Las formas elementares de la vida religiosa. Madrid, Akal, 1982, apud SETIÉN, M.L. ed. **Indicadores Sociales de Calidad de Vida. Un Sistema de Medición aplicado ao País Vasco**. Madrid, Centro de Investigaciones Sociológicas. Collección "Monografias", n.133. Siglo Veintuno de España Editores, A.S., 1993. p. 363.

EBRAHIM, S. Clinical and Public Health Perspectives and Aplications of Health Related Quality of Life Measurement. **Soc.Sci.Med.**, v. 41, 1995. p. 1383-94.

FARQUHAR, M. Elderly people's definitions of quality of life. **Soc. Sci. Med.**, v.41, 1995 a. p. 1439-46.

_______________. Definitions of quality of life: a taxonomy. **J.Adv. Nurs.**, v.22 , 1995 b. p. 502-8.

FLECK,M.P.A et al., Aplicação da versão em português do instrumento de avaliação de qualidade de vida da Organização Mundial da Saúde (WHOQOL 100) **Rev. Saúde Publ.**, v. 33, 1999. p. 198-205.

FLECK,M.P.A. O instrumento de avaliação de qualidade de vida da Organização Mundial da Saúde (WHOQOL 100): características e perspectivas. **Ciência Saúde Coletiva,** v.5, 2000 a. p. 33-8.

FLECK,M.P.A. et al., Aplicação da versão em português do instrumento abreviado de avaliação de qualidade de vida "WHOQOL – bref". **Rev. Saúde Publ.**, v.34, 2000 b, p.178-83.

FOLLAND. S., GOODMAN. A. C. ; STANOM. **The economics of health and health care.**, 2. ed. New Jersey, Prentice Hall, 1997. p. 391-406.

FONSECA, L.M. **A Ética de Aristóteles.** Edições de Ouro, 1968. p. 12-178.

GILL, T. M. ; FEINSTEIN, A. R. A Critical appraisal of the quality of quality of life measurements. **JAMA.**, v.272, 1994. p.619-26.

GONÇALVES, L.H.T.; DIAS, M.M.; DE LIZ, T.G. Qualidade de Vida de Idosos Independentes, segundo Proposta de Avaliação de Flanagan. **Mundo Saúde,** v.23, n. 4, 1999. p. 214-20.

GONZÁLEZ PECOTCHE, C.B. **O mecanismo da vida consciente.** 10. ed. São Paulo: Logosófica, 1995. p. 47-53.

GORDON, R.D.; PACI, E. Narrative and quality of life In: SPILKER, B., ed. **Quality of Life and Pharmacoeconomics in Clinical Trials**. 2. ed. Philadelphia, Lippincott, 1996. cap. 40. p. 387-95.

GOSDMITH, A.D. apud SILVA,T.L. **Produtividade nos serviços de saúde: revisão conceitual e uma ilustração**. 1995. 134 f. Tese (Doutorado). Fundação Getúlio Vargas, São Paulo, 1995.

GRACIA GUILLÉN, D. Ética de la calidad de vida. Universidad Madrid – España, 1998 [Apostila] apud SETIÉN, M.L. **Indicadores Sociales de Calidad de Vida. Un Sistema de Medición aplicado ao País Vasco.** Madrid, Centro de Investigaciones Sociológicas. Collección "Monografias", n.133. Siglo Veintuno de España Editores, A.S., 1993. p. 157-71.

GRAZIANE, R. S.; CARNEVALLI, L. A ; GUSMÃO, A. **Atendimento domiciliar para pacientes fora de possibilidades terapêuticas de doenças neoplásicas**. São Paulo, Secretaria da Saúde, 1994. [Apostila].

GUYATT, G. H.; JAESCHKE, R.; FEENY, D. H. ; PATRICK, D. C. Measurements in Clinical Trials:Choosing the right approach. In: SPILKER, B. ed. **Quality of Life and Pharmacoeconomics in Clinical Trials**. 2. ed. Philadelphia, Lippincott, 1996. p. 41-8.

HABERMAS, J. Conhecimento e interesse. Rio de Janeiro, Ed. Guanabara, 1987 apud MINAYO, M.C. de S. **O desafio do conhecimento. Pesquisa Qualitativa em Saúde**. S. Rio de Janeiro, HUCITEC – ABRASCO, 1998. p. 223.

HOLANDA – FERREIRA, A.B. **Novo Dicionário da Língua Portuguesa.** Rio de Janeiro, Nova Fronteira , 1975.

HOSPITAL DAS CLÍNICAS DA FACULDADE DE MEDICINA DA UNIVERSIDADE DE SÃO PAULO. Desempenho dos Inst./ Depto. do HC. São Paulo, HC, 1999. p. 20. [**Boletim**].

HOUAISS, A.; VILLAR, M.S.; FRANCO, F.M.M. **Dicionário Houaiss da Língua Portuguesa.** 1. ed. Rio de Janeiro, Objetiva, 2001.

HUTTEN, J. B.F. ; KERKSTRA, A. **Home care in Europe**: **a country-specific guide to its organization and financing.** Aldersshop (Engl.), Arena Pub, 1996. p. 30-1.

JACOB FILHO, W. Doenças Degenerativas e a Assistência Domiciliar. **Rev. Jovem Médico: Adesão ao Tratamento e Perspectivas para o Próximo Milênio.** 2000 jun. p. 19-23.

JOSTEIN, G. O Autor de O Mundo de Sofia Acha Sua Vida Muito Curta e Diz Que Pode Parar de Escrever. **Rev. Super Interessante**. v. 14, 2000. p. 104 -5.

KALACHE, A. apud CHAIMOWICZ, F. **Os idosos brasileiros no século XXI – demografia, saúde e sociedade.** Belo Horizonte, Postgraduate Brasil, 1998. p. 13-16.

KASSAB,G.E.F. **Programa de assistência domiciliar**. Centro para Organização da Atenção à Saúde-COAS. Prefeitura do Município de São Paulo. Secretaria Municipal de São Paulo, 1993. [Apostila].

_______________. **A assistência domiciliar (AD) no Hospital do Servidor Público Estadual de São Paulo Hospital Dr. Francisco Moratto de Oliveira.** apud , DUARTE,Y.A O.; DIOGO, M.J.E. Atendimento domiciliar: um enfoque gerontológico. São Paulo, Atheneu, 2000. p. 45-7.

KIMURA, M. **Tradução para o português e validação do "Quality of Life Index", de Ferrans e Powers**. 1999. 85 f. Tese (Livre Docência). Escola de Enfermagem, Universidade de São Paulo, São Paulo, 1999.

KNOX, P.I. Social Indicators and the concept of Level of Living. The Sociological Review, v. 2 p. 249-57, 1974 apud SETIÉN, M.L. **Indicadores Sociales de Calidad de Vida. Un Sistema de Medición aplicado ao País Vasco**. Madrid, Centro de Investigaciones Sociológicas. Collección "Monografias", n.133. Siglo Veintuno. de España Editores, A.S., 1993.

KOREN, M. J. Home Care - Who cares? **N.Engl.J.Med.,** v.314, 1986. p. 971-20.

LANE, S.T.M.; SAWAIA, B.B. (Orgs). **Novas Veredas da Psicologia Social**. São Paulo, Brasiliense – EDUC, 1995. p. 158-67.

LAWTON, M.P. Environmental and other determinants of well-being in older people. **Gerontologist** v.23, p. 349, 357, 1983, apud DUARTE,Y.A O ; DIOGO, M.J.E. Atendimento domiciliar: um enfoque gerontológico. São Paulo, Atheneu, 2000. p.33-47.

LERMAN, D. **The home care opportunity**. Chicago, American Hospital Association, 1987.

LISS, P. On need and quality of life. In: NORDENFELT, L., ed. **Concepts and measurement of quality of life in health care**. London, Kluwer Academic Pub, 1994. p. 63-78.

LÓPEZ, A.L. **Comparando e interpretando a longa caminhada: maneira do idoso qualificar a vida**. 1999. 125f. Dissertação (Mestrado). Escola de Enfermagem, Universidade de São Paulo, São Paulo, 1999.

LOTUFO, P. A. Mortalidade Precoce por Doenças do Coração no Brasil. Comparação com outros Países. **Arq. Bras. Cardiol** , 1998; 70:321-25.

MARTINELLI, M.L. (Org.) **Pesquisa qualitativa: um instigante desafio.** São Paulo, Veras Editora, 1999. p. 19-143.

MEDICAL SUBJECT HEADINGS-2000. **National Library of Medicine** U.S. Department of Health and Human Services, v.41. p. 700.

MEDINA, P.; GIAMPIETRO, E. ; FERNANDES, F. Causas de óbito em home care. **Rev. Bras. Home Care**. v.56, 1999. p. 4-6.

MENDES, R. D. Apresentação. In: SEN, A. **Desigualdade reexaminada**. Rio de Janeiro, Record, 2001. p. 11- 9.

MC. KEEVER, P. **Cuidado domiciliar no Canadá.** [Apresentado no Congresso Internacional de Especialidades Pediátricas; 2000 maio 17-20; Curitiba, (BR)].

MINAYO, M.C. S. **O desafio do conhecimento. Pesquisa qualitativa em saúde.** Rio de Janeiro, HUCITEC – ABRASCO, 1998. p. 197-254.

MINAYO, M.C. S.; HARTZ, Z.M.A. ; BUSS,P.M. Qualidade de vida e saúde: um debate necessário. **Ciência Saúde Coletiva,** v.5, 2000. p. 7-18.

MOPU. **Encuesta sobre la calidad de vida en España** Madrid, Direction General del Medio Ambiente, 1979, apud SETIÉN, M.L. Indicadores Sociales de Calidad de Vida. Un Sistema de Medición aplicado ao País Vasco. Madrid, Centro de Investigaciones Sociológicas. Collección "Monografias", n.133. Siglo Veintuno de España Editores, A.S., 1993. p. 157-71.

MUSSCHENGA, A W. Quality of life and handicapped people. In: NORDENFELT, L., ed. **Concepts and Measurement of Quality of Life in Health Care**. London, KluwerAcademic Pub,1994. p.181-97.

__________________.The relation between concepts of quality of life, health and happiness. **J. Med. Philos.**, v. 22, 1997. p.11-28.

NERI, A.L. Qualidade de vida na velhice e atendimento domiciliário. In: DUARTE, YA.O.; DIOGO, M. J. E. **Atendimento Domiciliar: um enfoque gerontológico**. São Paulo, Atheneu, 2000. p. 33-47.

____________. **Palavras-chave em gerontologia.** Campinas, Editora Alínea, 2001. p. 10, 107-8.

NORDENFELT, L. Towards a theory of happiness: a subjectivist notion of quality of life. In: NORDENFELT, L., ed. **Concepts and measurement of quality of life in health care**. London, Kluwer Academic Pub, 1994. p. 35-57.

NUNES, E.D. **Sobre a Sociologia da saúde: origens e desenvolvimento.** São Paulo: Hucitec, 1999. p. 45-58.

NUSSBAUM, M.C. **Non-Relative Virtues: an Aristotelian Approach, Midwest Studies in Philosophy,** v. 13, 1988. p. 28-49.

OSTENFELD, E. Aristotle on the good life and quality of life. In: NORDENFELT, L., ed. **Concepts and measurement of quality of life in health care**. London, Kluwer Academic Publishers, 1994. p. 19-33.

PAPALÉO NETTO, M. **Gerontologia**. São Paulo: Atheneu, 1996 a. cap 3. p. 26-43.

______________. Atenção domiciliária ao paciente idoso. In: **Gerontologia: a velhice e o envelhecimento em visão globalizada**. São Paulo: Atheneu, 1996 b. p. 415-30.

PASCHOAL, S. M. P. Epidemiologia do envelhecimento. In: PAPALÉO N., M. ed. **Gerontologia**. São Paulo, Atheneu, 1996. cap. 3. p. 26-43.

PASCHOAL, S.M.P. **Qualidade de vida do idoso:elaboração de um instrumento que privilegia sua opinião.** 2001. 252 f. Dissertação (Mestrado). Faculdade de Medicina, Universidade de São Paulo, São Paulo, 2001.

PORTELLI, A. Tentando Aprender um Pouquinho. Algumas Reflexões sobre a Ética na História Oral. **Rev. Prog. Pós-graduados Depart. Hist.**1997: 13-33.

QUEIROZ, M.I.P. de. **Variações sobre a técnica de gravador no registro da informação viva.** São Paulo, T.A. Queiroz Editor (Biblioteca Básica de Ciências Sociais – Série 2 – textos; v.7), 1991. p. 81-119.

RICHMOND, C. A Gentle revolution in community care is under way in Britain. **Can. Med.** Assoc. J., 150 (1): 1994. p. 1886-8.

ROCHA, A.D. et al., Qualidade de Vida, Ponto de Partida ou Resultado Final ? In: MINAYO, M.C.D.S.; HARTZ, Z,M.A.; BUSS, P.M. Qualidade de Vida e Saúde: um Debate Necessário. **Ciência Saúde Coletiva.** v.5 , 2000. p. 63-81.

ROMANO, B.W. Qualidade de Vida: teoria e prática. **Rev. Soc. Cardiol**. v.3., 1993. Suplemento A.1993: 6-9.

ROSEN, G. Da Política Médica à Medicina Social. Editora Graal, Rio de Janeiro, 1980, apud MINAYO, M.C.de S.; HARTZ, Z.M.A.; BUSS, P.M. Qualidade de Vida e Saúde: um Debate Necessário. **Ciência Saúde Coletiva**. v.5, 2000. p. 7-18.

SÃO PAULO (Estado). Cidadão do Séc. XXI. **Diário Oficial do Estado de São Paulo.** São Paulo, 2000. junho 6; Caderno 1, v.110, n.107.

SÃO PAULO **(O Estado de**). Número de idosos no mundo vai triplicar até 2050.São Paulo, 2002, abril 8; GERAL, SOCIEDADE. p. A 7.

SEN, A.K. **Desigualdade reexaminada.** Trad. e apresentação de Mendes, R.D. Rio de Janeiro, Record, 2001. p. 11-9.

SETIÉN, M.L. Salud. In: SETIÉN, M.L. ed. **Indicadores Sociales de Calidad de Vida. Un Sistema de Medición aplicado ao País Vasco.** Madrid, Centro de Investigaciones Sociológicas. Collección "Monografias", n.133. Siglo Veintuno de España Editores, A.S., 1993. p. 17-409.

SIGERIST, E. H. [1929] The Special Position of the Sick. In: NUNES, E.D. **Sobre a sociologia da saúde – origens e desenvolvimento**. São Paulo, HUCITEC, 1999. p. 45-58.

SIQUEIRA, R. L.; BOTELHO, M.I.V.; COELHO, F.M.G. A Velhice: algumas considerações teóricas e conceituais. **Ciência Saúde Coletiva**, v.7, 2002. p. 899-906.

SILVA,T.L. **Produtividade nos serviços de saúde: revisão conceitual e uma ilustração**. 1995. 134 f. Tese (Doutorado). Fundação Getúlio Vargas, São Paulo, 1995.

SILVESTRE, J.A. O envelhecimento populacional brasileiro e o setor saúde. **Arq. Geriatr. Gerontol.**, v.0, 1996. p. 81-9.

SIMSON, O.R. de M.V. (org.). **Os desafios contemporâneos da história oral**. Campinas: Área de Publicações CMU/ UNICAMP, 1997. p. 11-36.

SOUZA, J.B.G. **Programa Home Care Volkswagen**. São Paulo,1994. [Apostila].

SPOSATI, A. **Cidade em Pedaços**. São Paulo: Brasiliense, 2001. p. 16-20.

STEWART. A.L.; SHERBOURNE,C.D.; BROD, M. Measuring health related quality of life in older and demented populations. In: SPILKER, B.; ed. **Quality of Life and Pharmacoeconomics in Clinical Trials**. 2. ed. Philadelphia, Lippincott, 1996. p 819-29.

SZALAI, A. The Meaning of comparative research on the quality of life, Beverly Hills, Calif., Sage Publications, 1980, apud SETIÉN, M.L. **Indicadores Sociales de Calidad de Vida. Un Sistema de Medición aplicado ao País Vasco**. Madrid, Centro de Investigaciones Sociológicas. Collección "Monografias", n.133. Siglo Veintuno de España Editores, A. S., 1993. p. 7-21.

TAMBURINI, M. Twenty Years of research of the evaluation of quality of life in medicine. In: TAMBURINI, M. **Quality of life assessment in Medicine**. Glamm Interactive. **CD-ROM** for Windows 95 & 98. 3 ed. 1998.

TEIXEIRA, F.J.S.; OLIVEIRA, M.A. de (org.).; ALVES, G.; NETO, J.M. **Neoliberalismo e reestruturação produtiva. As novas determinações do mundo do trabalho.** São Paulo, Cortez , 1996. p. 163-94.

THE WHOQOL GROUP. The World Health Organization Quality of Life Assessment (WHOQOL): position paper from the World Health Organization. **Soc. Sci. Med.,** v. 41, 1995. p. 1403-9.

THOMPSON, E.P. **A miséria da teoria ou um planetário de erros.** Rio de Janeiro:Zahar, 1981, apud, MARTINELLI, M.L. (Org.) Pesquisa qualitativa: um instigante desafio. São Paulo: Veras Editora, 1999. p. 23.

VECINA NETO, G. **Evolução recente e perspectivas da assistência à saúde**, 1997. p. 1-13. Mimeo.

VERAS, R. **Terceira Idade: Gestão Contemporânea em Saúde.**- Rio de Janeiro: Relume-Dumará:UnATI/UERJ, 2002.

VERWEYEN, J.M. **História de la Filosofia Medieval** – Trad. Estiar, E. Buenos Aires, Editora Nova , 1957. p. 94-158.

WEISSERT, W. G. ; MILLER, E. A balancing resources and risk: selecting home care clients in Florida's. CARES Program. **J. Home Health Care Serv. Quart. Commun. Care,** v.18, 2000. p. 67-76.

WILLIAMS, T.F. Geriatrics : perspective on quality of life and care for older people. In: SPILKER, B., ed. **Quality of Life and Pharmacoeconomics in Clinical Trials**. 2. ed. Philadelphia, Lippincott, 1996. p. 803-7.

WOOD-DAUPHINEE, S. Assessing quality of life in clinical research: from where have we come and where are we going. **J. Clin. Epidemiol.**, v.52, 1999. p. 355-63.